趣味科学丛书

趣味人体

王义炯　编著

上海辞书出版社

图书在版编目（CIP）数据

趣味人体 / 王义炯编著. —上海：上海辞书出版社，2020

（趣味科学丛书）

ISBN 978 – 7 – 5326 – 5641 – 7

Ⅰ. ①趣… Ⅱ. ①王… Ⅲ. ①人体—普及读物 Ⅳ. ①R32–49

中国版本图书馆 CIP 数据核字（2020）第 152521 号

趣味人体 qu wei ren ti

王义炯 编著

责任编辑　于　霞
装帧设计　陈艳萍

出版发行　上海世纪出版集团
　　　　　　上海辞书出版社（www.cishu.com.cn）
地　　址　上海市陕西北路 457 号（邮编 200040）
印　　刷　上海盛通时代印刷有限公司
开　　本　890×1240 毫米　1/32
印　　张　5.625
字　　数　136 000
版　　次　2020 年 9 月第 1 版　2020 年 9 月第 1 次印刷
书　　号　ISBN 978 – 7 – 5326 – 5641 – 7 / R·75
定　　价　20.00 元

本书如有质量问题，请与承印厂质量科联系。电话：021 – 37910000

目　录

奇妙的人体

脑内世界

人体探秘

奇妙的人体

qimiaoderenti

人体的几何图形

　　有人认为体型是人体的几何图形，因为这是人体最明显的一种外部特征。有的人膀阔腰圆，有的人身材苗条，有的人大腹便便……德国人类学家克拉西谟把人的体型分成四种：无力型、矮胖型、运动型和发育不良型。最后一种体型，实际上是前面三种的过渡类型。

　　无力型体型的人，肩窄，臀薄，胸廓扁平狭长，头、颈和四肢都比较细长，肌肉不发达，身体多向前屈。这些人像绿豆芽那样又细又长，十分娇嫩，因而也有人称其为绿豆芽体型。无力型体型的人体质不佳，有些人经常头晕目眩、四肢软乏、失眠腹胀、关节酸麻，还容易得肺结核、溃疡、消化不良、哮喘和内脏下垂等疾病。《红楼梦》中的林黛玉是这类人中的典型。她弱不禁风，走起路来摇摇晃晃，从儿时就开始吃药，却总不见效。

　　目前，在中国青少年中，无力型体型的人为数不少。这与有些人为了追求苗条而拼命节食有一定关系。青少年时期，人的生长发育迅猛，对各种营养需要量比较大，切莫为苗条而过分节食，影响身体健康。除此之外，缺乏体育锻炼是造成无力型体型的另一个重要原因。

　　匹克威克是19世纪英国名作家狄更斯笔下的人物。他是矮胖型体型：大腹便便，浑身都是肉，站立时低头望不到自己的脚尖。令匹克威克感到烦恼的是：自己的行动非常不便，稍微一动，便气喘吁吁，大汗淋漓。现代医学中有个专门名词"匹克威克综合征"，指的就是这类肥胖者的病征。

世界上胖人并不少见。据德国营养协会统计,55%的德国妇女和47%的德国男子患有肥胖症。太平洋中的岛国汤加是出了名的胖子国。那里的居民以胖为荣,以胖为美。妇女们美的标准是:肥胖、短头颈,没有腰身。墨西哥有个令人吃惊的大胖子乌里韦,2006年他40岁时,体重已高达560千克。为此,他只能在床上活动,不敢越雷池一步。

运动型体型是最理想的一种体型。这种体型的人,肌肉发达,骨骼发育正常,胸廓宽厚,双肩对称,不耸肩或垂肩。从整体来看,这类人没有给人粗笨、虚胖或纤细、重心不稳、比例失调、形态异常的感觉。

大多数青少年都希望自己能有强壮的体魄、匀称而健美的体态。虽然,体型完美的人不多,但青少年时期可塑性强,只要注意合理地摄取营养和科学地锻炼身体,就能在原有的基础上向健美的体型发展。

对于立志当运动员的人来说,体型是很重要的。要知道,腰圆膀粗的人跳不高,瘦长的人举重很费劲,肥胖的人跑不快。因而,应该根据自己的体型选择适当的运动项目。通常,体操运动员的体态特征是:个子小、体重轻、躯干短、肩宽、胸阔、腰细、臀薄、手大、臂长而粗、腿匀而细;举重运动员的体态特征是:个子矮、躯干长、体重重、肩宽、四肢较短、手脚大,身体各部分显得粗、厚、宽。

矮人和巨人

17 世纪的时候,英国国王查理一世的王后有个赫赫有名的矮人侍从,叫杰弗里·赫德森。他 30 岁时,身高才不过 45.48 厘米。后来,不知是由于宫廷中的佳肴营养太丰富,还是宫廷医生给赫德森服用了药物,他竟然一直长到106.68厘米。

19世纪时,美国有一个艺名叫"大拇指将军"的矮人,是马戏团中的一名小丑,真名叫查尔斯·舍伍德·斯特拉顿。他4岁第一次登台演出时,身高63.5厘米,后来长到101.5厘米。25岁时,他和身高81.28厘米的矮小姐拉维妮娅·沃伦结为夫妻。从此以后,他俩一直活跃在美国和欧洲的舞台上。

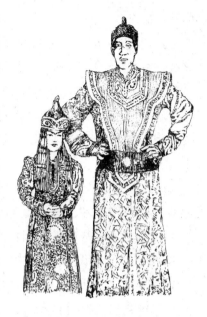

在茫茫人海中,矮人并不是个别的。在非洲中部的原始森林中,居住着十几万身材矮小的俾格米人。他们头发微卷,鼻子宽大,臂长腿短,成年人身高只有1.3~1.4米。过去,人们以为那里就是传说中的小人国。可是,20世纪70年代末,人们在南美洲哥伦比亚和委内瑞拉交界的莫洛斯山谷,发现了比俾格米人更矮小的尤卡斯人。也许,这里才是真正的小人国。尤卡斯人的身高都在1米以下,大多仅80~90厘米,只有一般成年人身高的一半。尤卡斯人体格强壮,腿部肌肉发达,一双手又大又长,与矮人的身材极不相称。他们一直过着非常原始的生活。

有矮就有高。身高2.36米的鲍喜顺,是中国内蒙古草原上的巨人。路人异样的目光、衣食住行的不便,使他深感自卑。2004年,53岁的鲍喜顺随着一位商人走出了内蒙古草原。从此,他赢得了人们的尊重,既收获了自信,又收获了爱情:2007年与身高1.68米的夏姑娘喜结连理。

有"世界巨人"之称的查纳,28岁时身高2.47米。他身躯巨大,在城市中生活十分不便,只好深居在巴基斯坦卡拉奇以北的一个村庄里。查纳家的门有2.5米高,他勉强可以出入。他乘公共汽车要"俯首折腰",还得买两张票。即使如此,也会招来其他乘客的白眼和责备,因为他要把两腿伸到过道上。出租车司机不愿载他,怕他上车后会压坏车辆。

巨人和矮人是怎么产生的呢?通常,巨人是由于体内生长激素分泌过多造成的。人的大脑底部有个豌豆大小的内分泌腺体,叫"垂体"。生长激素就是从那里分泌出来的,它具有促进人体生长发育的作用。人在青春期之前,如果生长激素分泌量过多,就会食欲旺盛,生长迅速,成为巨人。

身材矮小的原因比较复杂,同种族、遗传、营养和生活条件都有关系。有些是由于体内生长激素的分泌量过少造成的。科学家曾对俾格米人作过测试,发现他们体内的生长激素要比常人少三分之二,这是否是他们身材矮小的根本原因还有待于进一步的研究。身材矮小也可能是一种热带雨林生活驱动的特殊进化适应。

不对称的人体

在人们的印象中,人体的左侧和右侧似乎是对称的。因为谁都知道,如果通过鼻子到两腿中间作一条中轴线,那么,两只眼睛、一对耳朵、一双手、两条腿,都是对称的。毛发的分布、人体表面的凹凸不平,也是左右对称的。鼻子和舌头等虽然是单个的,但是鼻子位于面部的中央,舌头居于口腔中间,而且它们的形状也是左右对称的。

其实,人体中的不对称比比皆是。大部分人的额部,左面比右面稍大一些,所以右面颊略微向前突出。有些人的眼睛,一只大,一只小;一边高,一边低;一只双眼皮,一只单眼皮。有的人眉毛一高一低,耳朵一大一小。胎儿在母腹中,到第六个月就会自然而然地向右倾斜。人的脊柱在胸部多弯向右侧,在腰部常向左侧弯曲,因而左肩往往显得宽而高。大部分人的右手比左手长,右臂比左臂粗,因为他们惯用右手。但也有少数人偏爱左手,这些人的左手似乎比右手更重要。在长度、重量和体积等方面,右腿超过左腿,这也解释了为什么人蒙上眼睛在平地自然行走,走着走着就会偏向左侧。

人的内脏器官也不对称。心脏的三分之二在身体的左侧,三分之一在右侧。左肺只有上、下两叶,右肺却分上、中、下三叶,右肺的容量也大于左肺。胃的大部分在身体左侧,只有六分之一位于右侧。肝脏的大部分和胆囊在身体的右侧,胰腺的大部分及脾脏却在左侧。

人体各器官的功能也并不对称。65%的人,右眼的作用大于左眼。人在正常呼吸的时候,是轮流使用左右鼻孔的。但是,用右鼻孔呼吸时,大脑容易兴奋,神经处于紧张状态,因此当人紧张地学习和工作时,往往用右鼻孔呼吸。而左鼻孔正好相反,它是在轻松、安宁时进行呼吸的。人脸左右两侧肌肉的活动也不相同,绝大多数的人都是半边脸的动作特别积极。人的左右大脑两半球在功能上也是不对称的。就大多数人而言,左脑半球主要负责语言、书写、逻辑和计算等,而右脑半球侧重于图形的感知、空间认识能力和音乐、美术等方面的才能。

上面提到的都是正常的不对称，还有一类异常的不对称。例如，正常人的心尖都朝向左下方，心脏略偏左侧，可是有极少数人心脏偏于右侧，心尖朝向右下方，这就是右位心。更为奇特的是，有的人腹腔里内脏器官的位置左右颠倒了，好像对着一面镜子所看到的映像：脾脏和胃在右侧，肝脏和胆囊在左侧。人在生病时，外貌、四肢和器官的功能也会变得不对称。比如，半身不遂的人，一侧的手、脚就会活动困难或瘫痪；颜面神经麻痹的人，面部五官会明显不对称。

因而，研究人体的不对称并不是为了猎奇。只有了解了人体的不对称，才能揭示人体异常不对称的本质，才能为诊断疾病提供可靠的依据。艺术家在绘画、雕塑的时候，人类学家在进行头骨复原的时候，都离不开人体不对称的知识，否则他们就不可能塑造出自然逼真、栩栩如生的人物形象。

人体几把尺

只要稍微注意一下自己周围的人，你就会发现，他们高矮胖瘦各不相同。仔细观察一番，他们的身体各个部位也不一样：头有大有小，脸有长有短，鼻子有高有低，肩膀有宽有窄；有的人上身长，有的人下肢长……

人体的各种尺寸虽然千变万化，却有着一定的范围和规律。例如，腿长的人往往上肢较长，而且肩较宽、身体较短、胸廓较平；而腿短的人，上肢也短，但身体长，胸廓较厚。

人体的这些尺寸有一定的比例关系。你把两臂伸开，左右中指末端间的距离便和身长差不多。如果把头的长度当作一把尺子，那么身长就等于7.5个头长。假如再用这把尺子量一量其他部位，就会得到这样的结果：肩宽是2个头长，上肢是3个头长，下肢是4个头长。这就是人类学上的人体相关定律。

见过古希腊雕塑家的不朽名作《米洛斯的维纳斯》和《掷铁饼者》吗？这两尊雕像都是世界艺术宝库中的珍品。一尊是罗马神话中爱和美的女神维纳斯的形象：造型典雅，身段优美，体态丰满，神情庄重，整个雕像的形体和神态既和谐又统一。另一尊是健美的竞技者——掷铁饼者的形象：一手紧扣铁饼，有力的右臂正在后扬，左肩前倾，全身运转，面部平静而全神贯注。为什么这两尊雕像能永远给人以美的享受呢？有个重要原因就是它们符合了人体相关定律。

在遥远的古埃及时代，人们已经把人体的一些部位当作尺来测量长度了。那时有人用中指来衡量人的身长，认为健美的人身长应该是中指长度的19倍。古埃及法老的胳膊长度，也就是从肘到中指末端的距离，叫"腕尺"，这是当时基本的长度单位。世界著名的胡夫金字塔，就是以胡夫法老的腕尺为标准建造的。这座峻峭壮观的金字塔高300腕尺，等于147米。由此可见，胡夫法老的腕尺为49厘米。

中世纪的欧洲君主们也用人体当尺，制定新的长度单位。8世纪末，罗马帝王查理大帝规定，他的足长为1"呎"。10世纪时，英国国王埃德加灵机一动，把自己大拇指关节间的距离定为1英寸，1英寸为2.54厘米。之后，亨利一世把从他的鼻尖到伸开手臂中指末端的距离——91厘米，定为1码。此后，码便成为英国的主要长度单位，一直沿用了一千多年。

在中国古代，人体这几把尺也发挥了不少作用。唐太宗李世民把自己的双步，也就是左右脚各走一步，定为长度单位"步"；还规定步的五分之一为1尺，300步为1里。据研究，唐代的1步为1.514米，1唐里折合454.2米。古代中医常以手的中指中节为1寸，这在如今的针灸治疗中还有应用。

人体的几把尺不是一成不变的。就拿头来说吧，一两岁的孩子身长等于4个头长，五六岁时是5个头长，10岁时是6个头长，16岁时是7个头长，到了25岁左右才是7.5个头长。在不同地区，人体几把尺的用法是不同的。在亚洲和非洲大部分地区，人的身长是7.5个头长，而西欧、北欧和美国、加拿大却用8个头长作为身长的标准。这是因为不同的人种，在尺寸比例上是不一样的：通常白种人上肢短，上身和下肢为中等长度；黑种人四肢长而上身短。与白种人和黑种人相比，中国人头较大，上身较长，而四肢较短。

子肖其父

子肖其父是指儿子的外貌等特征与父亲十分相像。在现实生活中，这类现象比比皆是。不少人的相貌和身材等都酷似他们的父母，有时简直像是一个模子里复制出来的。众所周知，这是遗传的作用。

科学家们已揭示，会遗传的人体特征大致有以下各项：

一、身高。决定身高的因素，35%来自父亲，35%来自母亲。所以，如果双亲中有一方个子较矮，那么子女的身高就有可能偏矮。剩下的 30% 来自后天环境的影响。

二、肤色。一般来说，肤色的遗传会遵循"相乘后再平均"的自然规律。比如，父母的皮肤都比较黑，就不会有肌肤白嫩的子女。倘若一方白，一方黑，那么子女便不白不黑，肤色是"中性"的。但如果两个黑白混血儿婚配，子代肤色可能是纯白或纯黑，或者中间类型——这也符合多基因遗传的特点。

三、下巴。在这方面，遗传的作用是毋庸置疑的。假如父母任何一方长有突出的下巴，那么子女便无一例外地拥有突出的下巴。

四、双眼皮。通常，单眼皮者与双眼皮者结婚，子女极有可能是双眼皮。有时候孩子出生时是单眼皮，长大成人后自然而然成了双眼皮。

五、秃头。老天爷似乎偏爱女性，秃头大多数时候遗传给男子。如果父亲是秃头，那么儿子有 50% 的概率是秃头。就连外祖父，也会把 25% 秃头概率遗传给外孙们。

六、青春痘。父母双方若长过青春痘，子女们的患病率就要比无家族病史的高出 20 倍。

七、肥胖。肥胖的体质是很容易遗传的。假如父母都很胖，那么子女有 53% 的概率成为大胖子。倘若一方肥胖，下一代便只有 40% 的可能受肥胖困扰。

八、声音。一般，男孩的声音像父亲，女孩的声音像母亲。如果觉得遗传下来的音质不太理想，那么可以通过后天的发音训练加以改善。

除此之外，父母还会把大眼睛、大耳垂、高鼻梁和长睫毛等五官特征遗传给子女。

人体的时钟

　　每个人的家里，几乎都有时钟。它会告诉你，什么时候该起床到学校或办公室去了，什么时候该吃饭或睡觉了。然而，你知道自己身上也有一个"时钟"吗？这就是人体的生物钟。有的人不用闹钟，早晨就能按时醒来，前后相差不过几分钟时间。这就是生物钟在起作用。

　　人体内几乎每一种生理变化都有时间规律。一个人对着表测一下自己的脉搏，会发现正常情况下每分钟为七八十次，而且每天清晨 3～5 时最为平稳。一个人安静地坐着，数一数自己的呼吸次数，会发现正常情况下每分钟约 18 次，并且在一天之中白天快一些，夜晚慢一些。你量一量自己的体温，会发现它在一天中也很有规律：清晨 2～6 时偏低，傍晚 5～6 时偏高。你注意一下自己的排尿量，会发现它也有着昼夜变化：通常白天的排尿量比夜间多。现代生理学知识告诉人们，人体内血液的成分和凝血的时间、眼内的压力、肾上腺素的分泌、直肠的温度、尿液的成分等，都有周期性的变化。大脑的功能也很有规律。有时候人会觉得自己精力旺盛、精神饱满、思维敏捷，而有的时候又会感到自己昏昏欲睡、喜怒无常、精神涣散。吃饭也是有时间规律的。一般，一日三餐是在早晨、中午和晚上进行的。现已知道，在这三个时间里，人体内的消化酶显得特别活跃，这就为进食做了充分的准备。上述这些现象都是生物钟的作用。

人体生物钟形形色色，各不相同。心跳、呼吸等是以分为周期的，这就是"分钟"；睡眠和觉醒是以天为周期的，这就是"日钟"；有的是以一个月为周期的，被称为"月钟"，例如成年女子每隔28天左右来一次月经；有的是以一个季度为周期的，被称为"季钟"，比如有些人春天会流清水鼻涕，夏天容易腹泻，秋天容易得疟疾，冬天常会屈伸不爽；也有的是以一年为周期的，被称为"年钟"，比如有些人夏天身体瘦一些，而冬天会胖一些。

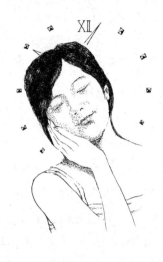

人体的生物钟在哪里呢？近年来，科学家根据以许多哺乳动物为研究对象的实验结果的推测和对一些病人的观察，大多认为人体主要的生物钟是由下丘脑、松果体、脑垂体和肾上腺等控制的。

人体的各种生理节奏是一生下来就有的吗？生物学家对100个刚出生的婴儿进行研究发现，他们白天觉醒和夜晚睡觉的习惯，是3个星期以后才形成的；6个星期以后，心跳频率和体温变化开始出现了节奏；6个月以后，肾脏的功能有了昼夜变化。看来，人体内的各种生物钟，是先后独自发展起来的。

生物学家和医学家告诫人们：保证自己体内生物钟的正常运行，是十分重要的。因为人在适当的时候学习和工作，在适当的时候吃饭休息，就能始终保持头脑清醒、精力充沛。反过来，如果作息没有规律，生物钟就会被打乱，人就会整天萎靡不振。

名人的生物钟

生物钟的运行情况因人而异。所以，每个人都得根据自己的生物钟来安排生活、学习和工作，以便事半功倍，提高效率。

苏霍姆林斯基是苏联著名的教育家。他的生物钟是"百灵鸟"型的。这位教育家每天早晨都埋头于教育理论的研究。他说："我所完成的一切都是早晨做的。30 年来，我都是清晨 5 时开始一天的工作，一直忙到 8 时。30 本教育方面的书和 300 多篇学术论文，都是在早晨 5 时到 8 时完成的。"恩格斯的生物钟是"猫头鹰"型的。他的生活很有规律：每天早饭后读报纸杂志，处理来往信件；午饭后去公园散步，然后开始工作，除 1 小时的晚饭和休息外，一直工作到凌晨 2 时。

大作家们的生物钟也不完全一样。鲁迅的写作时间是从晚上到半夜。他常怀着对与他共同生活的许广平的歉意，坐在已先躺下休息的许广平的床前和她聊天。许广平往往在丈夫的说话声中入睡，午夜醒来，还能看到他在灯下写作的背影。艾青常在早上诗兴大发，而巴尔扎克的创作时间是从半夜到次日中午。

名人们的睡眠时间也大相径庭。第二次世界大战时的"三巨头"之一的英国首相丘吉尔，每天只睡约 6 小时。英国前首相撒切尔夫人的睡眠时间更少，每天不超过 5 小时，然而她依然精力旺盛。撒切尔夫人每天早晨 6 时起床，给丈夫做早餐、收听广播、浏览报纸、听取汇报，上午 9 时正式开始工作，一直忙到深夜，临睡前还要写日记。

善于长睡的名流也大有人在。德意志帝国第一任宰相俾斯麦一上床，就可以睡上 20 个小时，与之相比，德国作家歌德更胜一筹：能连续睡 24 小时。

颇为有趣的是，有两位大师级人物竟然因为彼此生物钟的差异而心存芥蒂。经典电磁理论的奠基人、英国物理学家麦克斯韦，曾与著名发明家爱迪生在一起工作过两年。一次，一位采访过他俩的记者披露：这两位大师睡眠时间都不长。对此，麦克斯韦以嘲讽的口吻说："虽然他（即爱迪生）每夜只睡 4 小时，但别忘了他每天白天还要睡两三小时呢！"看来，伟人或名人也许精力过人，也许睡眠时间少于常人，但他们也必须睡眠，并拥有充足的睡眠时间。

人体的旋风

你见到过旋风吗？它像发疯的野马，在大地上盘旋、呼啸。它卷起尘土、落叶、羽毛和小虫，飞快地旋转着。人体中也有各种各样的旋风，如打哈欠、打喷嚏、打鼾、放屁等，它们会发出类似于鼓声、哨子声和管弦乐队的演奏声等声音。

打哈欠是人们司空见惯的现象。打哈欠的时候，人的眼睛眯成一条缝，嘴巴张得很大，身体往后仰，发出一阵低沉响亮的声音，同时伴随着伸懒腰的动作。每个人都会打哈欠，这个动作在胎儿出生后 5 分钟便出现了，以后在每天的某些时刻会反复出现，形影不离地伴随着人的一生。

人为什么打哈欠？美国马里兰大学的生理学家普罗文和贝宁格

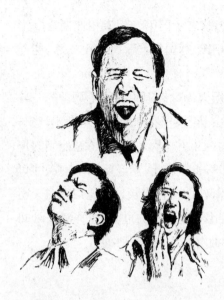

对打哈欠作了十多年的研究。他们发现，夜间开车的司机会频繁地打哈欠，正在认真看书和做作业的学生也会哈欠连连，连夜晚在家看电视的人也会接连打哈欠，可是很少有人在床上打哈欠。原来，打哈欠是人们觉得必须保持清醒状态时，用以促进身体觉醒的一种反应。已经上床的人很少打哈欠，是因为他们不再需要保持清醒状态了，完全可以安然入睡了。打哈欠的另一个作用是能使人镇静下来。运动员在比赛前，小提琴手在开始演奏前，学生在紧张的考试前，往往会反复打哈欠，因为这样能使他们从紧张的心理状态中松弛下来。

有趣的是，打哈欠会传染。只要有一个人打哈欠，周围的人也会跟着打起哈欠来。电影和电视中打哈欠的镜头，也能促使观看者接连打哈欠。

几乎每个人都打过喷嚏。鼻腔受到空气中的灰尘、花粉和辛辣气味等刺激后，人往往会打喷嚏。比如，人在切辣椒、香葱的时候就会打喷嚏。感冒的人，也常常打喷嚏。

要说打喷嚏的频率，最厉害的要数伦敦的一个叫克朗宁的小伙子了。他从每天早晨 5 时至下午 5 时，会接连不断地打喷嚏，平均每 2 秒钟打一次，一天共打 1.8 万个喷嚏，堪称世界喷嚏冠军。谁都无法让克朗宁停止打喷嚏，可是，只要他一走进漆黑的屋子，马上就会停止打喷嚏。据此，有人认为，克朗宁也许是对阳光过敏。

据科学家分析，一般一个喷嚏可以喷出 1 万个以上的飞沫，排出的细菌有 4 500～150 000 个，喷出来的飞沫可以飞到 3.5 米远的地方。如果打喷嚏的人带有病菌，周围的人就很容易被感染。因而，打喷嚏时不能冲着别人，应该用手帕或餐巾纸轻轻捂住口鼻，或躲开别人。

打鼾俗称"打呼噜"。世界上有将近一半的成年人在睡觉时会打鼾。其中，男人比女人多，老人比年轻人多，体型肥胖者比一般人多。医学家认为，睡觉时用嘴巴呼吸是打鼾的原因，睡觉姿势不当、枕头偏高、鼻子通气不畅以及鼻炎、气管炎、鼻甲肥大、慢性咽炎等，也会使人发出鼾声。

放屁是一种正常的生理现象。这是人体胃肠道内的气体通过肛门排出体外的结果。据统计，在一般情况下，一个正常的成年人每天最多会产生 500 毫升的屁。在一天中，每个人的放屁次数是不一样的：多的二三十次，少的只有一次，平均为十几次。有些疾病如慢性胃炎、肠炎、肠结核等，会增加人的放屁次数。法国蒙拉罗莎剧场的演员毕乔罗，称得上是世界上最牛的放屁者了，他放的屁甚至可以让距他 30 厘米远的蜡烛熄灭。

据分析，屁中含有氢气，最高含量可达 47%，这已经达到了严禁烟火的程度。有一则消息说，在一次手术中，屁遇到了电手术刀发出的电火花引起爆炸，把病人的一段肠子炸掉了。除了氢气，屁中还包含氮、氧、甲烷、二氧化碳以及少量有臭味的氨气和硫化氢等。这些气体是从哪里来的？大多数是人们在进食、饮水时吞进肚子里去的，也有一些是食物在消化过程中产生的。

对于做过腹部手术的病人来说，放屁是件好事。因为这表明消化道"通行无阻"，情况正常。但是在公共场合屁声连连，毕竟不太好。比较好的办法是，平时注意用鼻子呼吸，减少吞入肚中的空气,同时少吃一些容易产气的食物,如蚕豆、黄豆、山芋、萝卜和洋葱等。

人体发光

中国古典神话小说《封神榜》中描绘的神仙的头上有三圈奇妙的光环。其实,"凡夫俗子"也会发光。

早在 1669 年,丹麦著名医生巴尔宁就曾报道过一个惊人的消息:一个意大利妇女的皮肤会发出鲜艳的光芒。18 世纪,英国科学家普利斯特里在他的著作《光学史》里也记载了一名甲状腺疾病患者汗水发光的趣闻:在黑暗中,这个人身上被汗水浸透的衬衣好像被神奇的火焰笼罩着。100 多年前的《英国技师》杂志上,记述了一名美国妇女脚趾发光的事例:有一次,她在入睡前突然发现,自己右脚四趾的上半截竟然会发光。她搓了搓脚趾,其发出的光芒更强烈了。使人难以理解的是,这名妇女右脚发光时,会散发出一种难闻的气味。甚至用肥皂洗脚,臭味和发光都丝毫不受影响。上述发光现象,只发生在极少数人身上。

人体辉光现象就不一样了,它发生在每个人身上。这一现象是1911 年英国伦敦一位叫基尔纳的医生发现的。这一天,医院的理疗暗室里漆黑一片。基尔纳正透过双花青素染料刷过的玻璃屏障观察病人的治疗情况。突然,一个奇怪的现象产生了,只见裸体病人的体表出现了一圈 15 毫米厚的光晕。它色彩瑰丽,忽隐忽现,宛如缥缈的云雾,又像凝聚的气体,使人感到神秘莫测。这就是人体辉光。1939 年,苏联科学家基利安模仿当年理疗室的环境,在高频高压电场中成功地将人体辉光拍摄成了照片。这种特殊的技术,后来被称作"基利安摄影术"。这一发现引起了世界众多国家科学家的注意。20 世纪 80 年代后,日本、美国等相继对人体辉光现象作了探索和研究。

实验表明,人体辉光的颜色和形状,会根据人的健康状况、生理和心理活动等发生变化。通常,青壮年的光晕比老人和婴儿的明亮,身体健壮者的比体弱者的明亮,运动员的比一般人的明亮。同一个人各部位的亮度也不一样,手和脚的光晕亮度较大,胳膊、腿和躯干的亮度小一些。一个人心平气和时,光晕是浅蓝色的,勃然大怒时变成了橙黄色,心惊胆战时又成了橘红色。

科学家拍摄了青年男女相互倾慕和接触时的辉光照片。当一对情人手指尖相接触时,女性的指尖光圈特别明亮,会向男方的指尖延伸过去,而小伙子的指尖光圈会略微向后退缩,以顺应和迎合姑娘的光圈。当一对恋人拥抱接吻时,两人的辉光都会向对方伸去,彼此交织在一起,显得分外明亮。

对酗酒者和吸烟者进行的人体辉光跟踪拍摄的结果颇为有趣。饮酒者刚端起酒杯时,手指尖的辉光清晰而又明亮;醉酒后指尖光晕转为苍白色,此时光圈无力地向后退缩,变得十分暗淡。吸烟者辉光照片的图像与烟瘾大小有关:一天只吸几支烟的人,辉光基本上保持正常;吸烟量逐渐增大时,会出现跳动与不调和的光圈;如果此人烟瘾很大,辉光会偏离中心,与指尖脱离接触。

美国科学家认为,人体辉光研究可以在临床诊断中发挥作用。某些疾病在初露端倪时,辉光照片中会显示出一种仿佛受云雾干扰的模糊"日冕"图像;癌细胞生长时,则会出现云片状的辉光。也有人提出,人体辉光研究将在侦破案件时大显身手。一个人试图行凶作案时,指尖便会发出红色旋光;而预感到自己将受到侵犯的人,身上会马上出现蓝白色的光晕;倘若犯人企图说谎,辉光照片中就会出现闪耀跳动的各种色彩的光点。

人体辉光是在特殊的外界环境中发出的,这是一种被动发光。人体会不会主动发光呢? 回答是肯定的。不过,这是一种超微弱冷光。据测定,它的能量微乎其微,一个人发出的超微弱冷光,相当于200千米外一只1瓦特灯泡向四周散射的光芒。对此,人的肉眼是看不见的,只有用特殊的仪器才能进行观测。因而,千百年来,人们对自身发出的这种神奇光芒,一直茫然不知。现在已经知道,每个人自呱呱坠地至离开人世间,始终都在发射这种超微弱冷光。它会随人年龄的增长、健康状况的变化以及饥饿、睡眠等生理变化发生相应的改变。正常人身体两侧的超微弱冷光是对称的,疾病会使两侧的冷光失去平衡。而人体辉光仪不仅能显示出人体辉光,也能显示出人体辉光的不对称。另有研究表明,人体各部位辉光亮度不同,其中有 741 个亮点,正好是中医学上的 741 个穴位。因而,观测和研究这种冷光,成了人们探索生命奥秘的一种重要手段。

人体恒温器

人体是个出色的恒温器。非洲的某些地区赤日炎炎似火烧,气温可高达近 60℃。东西伯利亚的奥伊米亚康地区,是世界有名的"冰库",气温可低到 −50℃。在这些气温截然不同的环境里,人都能生活,体温也都能保持在 37℃ 左右。

人体的热量从何而来？生理学家认为，人体像个小火炉，每分每秒都在"燃烧"，而燃料就是食物中的蛋白质、糖和脂肪。据计算，1克蛋白质"燃烧"后可产生约16.72千焦热量，1克脂肪"燃烧"后可产生约38.9千焦热量。如果燃料充足，一个成年人体内"燃烧"一天产生的热量足以煮沸30千克左右的水。

研究表明，在安静状态下，人体50%～60%的热量由内脏器官供应。其中，肝脏产生的热量最多；其次是大脑，产生的热量占总热量的16%。进行剧烈运动和繁重劳动时，肌肉便成了主要的产热器官，产热量可达总热量的90%。

只产热而不散热也不行，好在人体同时又是个出色的"散热器"。通常，70%的体热靠血液带往身体表面，使皮下血管扩张，经辐射、对流和传导等作用散发出来，也有一部分是通过出汗和大小便散失的。

在"小火炉"和"散热器"的共同作用下，人体既产热，又散热，昼夜不停，忙忙碌碌，这就使人有了一个恒定的体温。

人的体温虽说是恒定的，但也不是绝对的。在口腔舌下测量体温是37℃，一般来说，这是正常体温。其实，人体各处的体温并不全是37℃，而是略有差别的。人体内部的温度高而稳定。被称为"内脏火炉"的肝脏，温度为38℃左右；大脑的温度接近肝脏；肾脏和十二指肠的温度在37.6℃左右；直肠和血液的温度较低，为37.5℃。睾丸是人体的"冷库"，正常温度为35～35.5℃。

相比之下，人体体表的温度差异要大得多，而且会随环境温度的升降而变化。室温27℃时，腋窝温度接近37℃，头皮温度是33℃，躯干的温度是32℃，手指尖为30℃左右，脚趾尖只有25℃。当室温降到4℃时，手指尖的温度可降至24℃。近年来，俄罗斯科学家发现，左右手温度也不一样：春秋两季左手比右手高1℃，冬季和夏季只高出0.75℃。

通常，人们在肛门、口腔、腋窝三个部位测量体温。正常的体温，在肛门内测量是 36.5 ～ 37.7℃；口腔内测量的温度比肛门低 0.3℃左右；腋窝内测量的温度是 36 ～ 37.4℃。北京一家医院统计了 1 030 个正常人的体温：平均腋窝温度是 36.79℃，口腔温度是 37.19℃，肛门温度是 37.47℃。

正常人的体温早晨低，下午高；冬天低，夏天高。运动、劳动和饮食等，会使体温略有升高。女子体内的脂肪比男子多，所以体温平均比男子高 0.3℃。儿童的新陈代谢较旺盛，他们的体温略高于成年人。相反，老人的体温较低，冬天比较怕冷。

人是恒温动物，体温不能太低，也不能过高。如果体温低于 27℃，人会丧失意识。一旦体温超过 42℃，就有可能危及生命。

人体的外衣

一套合适的衣服，可以使人显得风度翩翩、俊俏秀美，而对于人体来说，最合身、最理想的外衣，就是全身的皮肤。

皮肤是人体最大的器官。它面积的大小因人的高矮胖瘦而有所不同。通常，一个成年男子全身的皮肤大约有 1.8 平方米，女子大约有 1.6 平方米，相当于两张八仙桌桌面那么大。身体各部位皮肤的厚度也是不一样的。眼睑等处的皮肤最薄，只有 0.5 毫米；脚底的皮肤最厚，可达 5 毫米。

人体的皮肤并不是一层，而是分三层：最外面的叫"表皮"，由多层细胞组成；中间一层叫"真皮"，里面有丰富的血管和神经；最里面

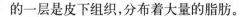

的一层是皮下组织,分布着大量的脂肪。

在表皮内层,新的表皮细胞会不断长出来。与此同时,表皮的最外层会不断地死亡、脱落。死亡后脱落下来的表皮外层就是皮屑。由于表皮的这种新陈代谢,每个人大约经过 28 天就会从上到下换上一套"新衣"。人体脱落的皮屑大约有多少呢? 有人作过一番有趣的测算:一个中等体型的人,每小时要脱落 60 万颗皮屑,每年大约脱落 675 克皮屑。如果一个人活到 70 岁,那么他一生将脱落约 48 千克皮屑。

皮肤的主要成分是水。成年人的皮肤中,水分占 60% 左右。刚生下来的婴儿,皮肤中的水分高达 80%。年轻女孩的皮肤细腻发亮,就是里面充满水分的缘故。年纪大了以后水分少了,皮肤就会变得干瘪,再加上皮下脂肪也减少了,于是皮肤表面逐渐出现了皱纹。

人的皮肤是个多功能器官。首先,它是人体的第一道防线。有人曾作过一番调查,在皮肤表面,每 1 平方厘米就有 10 万个微生物,洗一次澡,可以洗掉上亿个微生物。其中,不少是危害人体健康的病菌。人体皮肤宛如铜墙铁壁,可以将这些病菌拒之于"门"外。皮肤还会分泌乳酸和脂肪酸,这些酸性物质是皮肤用来对付病菌的化学武器。有一位科学家曾经对皮肤的杀菌能力作过一番测试。他把 300 万个溶血性链球菌放在人体皮肤上,1 小时以后检查一下,还剩 100 万个;再过 1 小时,只剩下 7 000 个了。看来,皮肤化学武器的威力还真不小。皮肤的"护卫"作用,还表现在许多其他方面:皮肤十分耐磨,人们每天用手做这做那,用双脚走来走去,一般都不会磨破皮肤;皮肤富有弹性,能减轻外来的碰撞挤压,保护内脏;皮肤可以防水,人在游泳池里待上几个小时,也不会有什么问题。

皮肤和眼睛、耳朵、鼻子一样,也是人体的感觉器官。那里布满了感觉冷、热、触、痛的岗哨——感受器。如果一个人的皮肤面积为1.75平方米，那么他就至少有240万个感受器。这些感受器可以帮助人了解四周的环境：找东西时，触觉感受器会告诉你，是否碰到了要找的物品；气温变化时，冷热感受器会告诉你，天气是变冷了还是转暖了；万一遇到了刀割、虫咬、火烫，它们会及时向大脑报告，以便尽快采取防御措施。

皮肤上有许多汗毛孔，汗腺分泌的汗液就是从那里排出的。据统计，在每1平方厘米皮肤中，手掌有373条汗腺，脚掌有306条，胸腹部为255条，额部为172条，腿部为39条，背部为57条。不同人的汗腺数量往往有很大差别，这就是有人爱出汗、有人不爱出汗的一个原因。出汗同排尿一样，能把人体内的代谢废物排泄出去。汗液还可以滋润皮肤，"冲掉"体表的微生物。最重要的是，出汗可以调节体温，使体温保持在37℃左右。

皮肤还是人体重要的呼吸器官呢！人全身的皮肤都能呼吸，连长满头发的头皮和脚后跟的厚皮也能呼吸。呼吸活动最旺盛的部位是胸部、背部和腹部。在这些部位，皮肤的呼吸作用甚至超过了肺。如果拿同样大小的肺和皮肤作比较，那么，皮肤吸进的氧气要比肺多28%，皮肤排出的二氧化碳要比肺多54%。在肺里，真正进行气体交换的场所是肺泡。肺泡的总面积很大，为60～100平方米，与之相比，人体皮肤的呼吸作用只能退居次要地位了。

皮肤是人体最合身、用途最多、功能最佳的外衣，一定要认真加以保护。时下有些追逐时尚的人喜欢文身，这是一种装饰皮肤的艺术，但是文身对人体是有害的。因为皮肤被破坏了，便无法发挥各种功能；有些注入或涂抹的墨彩还有毒，最终会影响文身者的健康。

人的头发

在所有的灵长类动物中，不经过修剪的人类的头发是最长和最茂密的。古今中外，男女老少都是如此，因而，头发成了全人类的标志。

人有多少头发？中国古时候习惯用"青丝三千"来形容人头发之多。实际上，一个人的头发有 10 万～12 万根。每一根头发都是由毛干和毛根组成的。毛干是露在皮肤外面的部分。因为毛干是已经死去的细胞，所以人们在理发时一点也不会感到痛。毛根埋在皮肤里，外面包着筒状的毛囊，头发就是从毛囊里长出来的。

头发从长出来到脱落，寿命一般是 2～6 年，最长的可达 25 年。通常，头发每天可以长 0.2～0.4 毫米，一个月大约长 1 厘米。如果以 10 万根头发计算，那么头发每天可长 30 米左右。然而，头发并不是一年到头始终都在生长的。每天大约有 90% 的头发在生长，而 10% 的头发处于停止生长状态。头发的生长速度会随着年龄和人体的健康状况而发生变化。老年人、体弱者、病人和孕妇的头发长得较慢，健康人在 16—24 岁时，头发长得最快，质量也最好。

古往今来，人们都以美发为荣，对自己的头发关怀备至。现今的理发技艺，可以把人的头发塑造成千姿百态，尤其是女子的发型，往往令人目不暇接，给多彩的生活平添几分艺术魅力。

除了美化和修饰作用，人的头发还有许多其他功能。首先是保护头部。人的脑壳外有了一层密密的头发，就好像戴上了一顶安全帽,当头部受到外力冲击时,这层富有弹性的头发有一定的缓冲作用。天冷时,头发可以挡风和保暖;大热天,头发又可以遮阳和散热。在一般情况下,人体的热量有一半是从头发部位散发出去的,难怪有些青少年一运动,头上就直冒热气,被人称为"蒸笼头"呢!

诗人李白曾有"白发三千丈"的诗句,显然这是夸张的说法。但是,头发长的人还是有的。来自中国广西桂林荔浦县城的谢秋萍曾以一头3.869米的长发获吉尼斯世界长发纪录,至1999年,她的头发长至5.085米,打破了自己的纪录。但拥有世界最长头发的是美国黑人女子阿萨·曼德拉,她的头发长达16.7米,重约20千克。

中国有句成语叫"一发千钧",是说千钧重物挂在一根头发上,比喻情况万分危急。这是一种艺术夸张。古代三十斤为一钧,一根头发是承受不了千钧重物的。然而,纤细柔软的头发确实有着很强的拉力和弹性。中国古代有个"头悬梁"的故事,是说一个叫孙敬的读书人,夜间苦读怕打瞌睡,便用绳子绑住头发悬吊在房梁上,如打瞌睡而低头,头发牵拉头皮,人就会疼醒。由此可见,头发是很有韧性的。

据测试,一根头发可以承受十几克拉力,比同样粗的铅、铝、锌丝还强韧。印度新德里有个年过花甲的出租车司机,用蓄了20多年的长发,吊起了100千克的重物。另一位印度人也不简单,他用自己的发辫,把一辆重13吨的公共汽车向前拖了15米。

医学家认为,人的每根头发有几十种化学元素,分析它们的含量变化,就能掌握一个人的许多信息。比如,从一根头发可以判断一个人的性别和年龄。据测定,女子头发中的锰元素是男子的3倍,金的含量是男子的4倍,汞的含量是男子的7倍。科学家对几位实验对象进行了长达26年的连续追踪分析,实验结果表明,他们头发中锌的含量十分稳定,铜的含量变化很小,而汞、金、砷和锑的含量随着年龄的增长,出现了很大的变化。

日本科学家声称，通过对头发的分析还可以了解此人是哪个国家的，以及他的生活环境和职业等。喜欢吃鱼的日本人头发中氮的含量较高，喜欢吃素食的印度人头发中氮的含量最低；美国人头发中碳的含量最高，而欧洲人这一元素含量最低。如果发现一个人头发中的铅含量超过正常人，那么他的住处也许比较接近工业污染区。不同职业的人，头发中化学元素的含量也不一样。例如，因为化妆品中大多含有锌，所以演员的头发中锌含量较高；电镀液中含有铬，因而电镀工人头发中的铬含量较高；牙科医生经常接触含汞药品，于是头发中的汞含量就比较高。

返祖现象

1977 年，在辽宁省的一个乡村医院里，一个后来取名叫于震环的毛孩诞生了。除了鼻尖、嘴唇、手掌和脚掌之外，他的脸上和身上都长满了毛。后来，有人作了一番测量：他肩部的毛最长，有 5.5 厘米；腹部的毛最短，也有 1.5 厘米；四肢和背部的毛相差无几，分别为 2.5 厘米和 2.7 厘米。这个毛孩的发育和智力都很正常：他一岁时会叫爸爸、妈妈；两岁时，能自己穿鞋，还会模仿爸爸刨地的动作；三岁时，已经能自己洗手帕和毛巾了。于震环七岁的时候，拍摄了一部电影《小毛孩夺宝奇缘》，拍摄过程中，于震环十分好学，接受能力也很强。武术教练提出的训练要求：踢腿、压腿、马步、倒立等，他都能一一完成。中学毕业后，于震环背着心爱的吉他背井离乡，闯荡歌坛，成了一名真正的歌手。

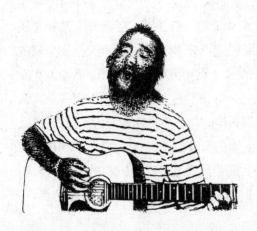

有人曾作过调查，中国有报道的毛人有 30 多个。其中有男有女，有婴儿、少年儿童，也有青壮年和老人。毛人家族有四个。甘肃省有个老太太和她的两个儿子、两个女儿以及三个外孙、一个外孙女，都是毛人。这样庞大的毛人家族，实在罕见。国外也早就有关于毛人的报道，比如在日本、缅甸、苏联、波兰和墨西哥等国，都曾发现过毛人。

毛人的出现是一种返祖现象。何谓返祖现象？通常认为，生物体已退化的器官或组织，在后代身上重新出现的现象，即返祖现象。除了全身长毛之外，人类的返祖现象还有长尾巴和多乳头等，这些都是人类某些动物祖先的特征的再现。

1884 年，有人报道过 126 个长尾巴的人。据记载，有个女孩的尾巴长 12.5 厘米，另一个女孩的尾巴更长，竟有 45 厘米，堪称世界之最。1959 年，沈阳一家医院发现，一个女婴的尾巴长 12 厘米，周围还有少量褐色的毛。关于多乳头现象也有过一些报道。比如，有文献记述，罗马皇帝亚历山大·塞弗鲁斯的母亲朱莉娅就有很多乳头。1886 年，有人发现一位华沙妇女竟有四对乳房，而且都能分泌乳汁。

为什么会出现返祖现象呢？原来，在母亲的子宫里，每个人都经历过长尾巴和全身是毛的阶段。当胚胎发育到第七周时，就会长有一条 12 毫米长的尾巴，后来才慢慢消失。五六个月的胎儿，除手掌和脚掌之外，全身长满了浓密的胎毛。在正常情况下，这些胎毛会在七个月以后开始脱落。可是，有极少数胎儿由于相关遗传基因出现了反常,胎毛或尾巴并没有脱落,于是便出现了毛人和长尾巴的人。

20 世纪 90 年代至 21 世纪初,德国马克斯·普朗克分子遗传学院的伯纳德·赫曼等人重新研究了返祖现象,提出了一系列疑问:究竟什么是返祖现象呢?怎样才能确认某个现象是恢复了祖先的性状,而不是发育异常呢?生物为什么要在胚胎发育的早期保留祖先的结构而随后又渐渐消失呢?为什么会出现返祖现象呢?现在通常认为返祖现象的出现是由于物种演化过程中已分开的、产生这一特性所必需的两个或多个基因重新结合。

人体的万能工具

手是人体的万能工具。我们吃饭、穿衣、写字、弹琴、打球、操纵电脑,哪一样离得开手?有人估计,人的双手能做出上亿个动作。

人的手结构非常精细。一只手就有 8 块腕骨、5 根掌骨、14 节指骨、59 条肌肉,还有发达的神经系统和血管系统。

人的手十分灵巧。一秒钟内,人的手掌可以转动好多次。在一秒钟里,钢琴家可以击键几十次,快得使人眼花缭乱。有了这双灵巧的手,外科医生缝合了直径不到一毫米的血管和神经,牙雕师傅在一粒米大的象牙上刻下了千字文。

人的手非常勤劳。在人的一生中,除了睡觉以外,双手几乎从不休息,手指屈、伸至少 3 500 万次。连躺在小床上的婴儿,也不时地弯曲和摆弄着手指。奇怪的是,在持续活动后它们很少疲劳,不像腰、腿、肩、臂那样常常疲乏发酸。

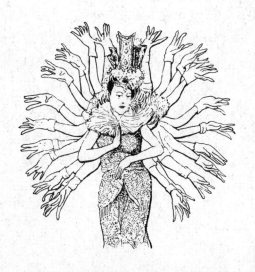

世界上没有哪两只手是完全相同的。一般来说，男人的手粗壮有力，女人的手小巧玲珑；年轻人的手丰满结实，老年人的手青筋暴起，显得干枯。

手的外形与职业也很有关系。工人、农民的手指粗短有力；钢琴家和小提琴家的手指长而纤细；常做双手倒立动作的杂技演员的手掌特别宽厚。因劳作时的磨蚀，手上生出硬而厚的老茧，给不同职业的人留下了各自的印记：高尔夫球员和体力劳动者的手掌生茧，首饰工人和雕刻师傅的拇指生茧，泥水匠的食指生茧，牙医的中指生茧……

手指是人体感觉最灵敏的一个部位。小小的指端，居然有着千万个神经细胞，能一一分辨接触到的物体。无论是冷热和软硬，还是大小和形状，手指往往一触即知，"了如指掌"。有经验的中医，就是用手指的触觉作为诊断疾病的一个依据。

手和脑的关系十分密切。在大脑中，负责和指挥手的部位要比管脚和其他器官的部位大得多。外国有位著名的教育家说过，"儿童的智慧在他的手指上"，他主张通过培养动手能力来促进智力的发展。事实也确实如此，手巧才能心灵，无论是打算盘、弹钢琴、打字还是做纸模型等，对儿童的智力发育都是很有利的。

人的双手还是语言交流的工具。聋哑人是用手势进行谈话的。非洲的布须曼人常用手势表示动物。例如，两手高举，食指伸直，形状像野兽的一对大角,是表示一头大扭角羚羊来了。

许多手势都带有浓厚的感情色彩。两人握手是表示信任和友谊;紧握的拳头是表示力量和决心;挥手象征依依惜别,表示再见;佛教徒双手合十是表示虔诚崇拜。

指纹风波

进入 21 世纪,长时间以来被普遍认可和广泛接受的指纹鉴定,也开始面临信任危机了。2006 年 1 月 5 日,巴尔的摩商人弗莱明于其商铺所在的百货商场地下车库被枪杀了。事隔 13 天后,当地一个偷车集团的老大罗斯被捕。警方比对了从死者奔驰轿车上提取的指纹,以及被认为是凶手逃离现场时驾驶的道奇车上的指纹,发现与罗斯的指纹"不谋而合"。在预审中,控方认为指纹鉴定结果应该理所当然地成为正式证据,但辩方反驳说,指纹鉴定从未经受严格的科学论证。最后,巴尔的摩巡回法院法官认定,指纹证据是一种"未经证实也无法核实的鉴定程序",因而"不能作为有效证据"。这一爆炸性的决定,在司法界和人类学界引起了巨大的反响。

这究竟是怎么回事呢?这里,不妨从指纹作为个人独特标志的理论问世时谈起。1880 年,英国著名人类学家弗朗西斯·高尔顿解开了指纹因人而异之谜。各种类型的指纹都有变化万千的纹线:从左到右,既有起点,又有终点;有的由一条分为两条,有的却由两条合为一条;有的纹线上有小钩或小眼,有的两条线之间有"小桥"相连,有的地方还有小点和短棒。经过分析研究,高尔顿发现,每个指纹大约有 100 个细微特征。把这些特征进行排列组合,如果按世界人口将发展到 60 亿计算,那么要到 60 位数字的世纪,才可能出现完全一模一样的指纹。

100 多年前,在日本工作的一位苏格兰医生福尔茨曾经用指纹破案。这位医生对指纹很有研究,认为可以用它来确定一个人的身份。有一天,一个窃贼爬过了福尔茨家附近的一堵墙,在白墙上留下了几个很清晰的指印。福尔茨仔细地查看这些指纹时,听说盗窃犯已经被捕了。他请求日本警方允许他把被捕者的指印按下来。福尔茨把这名被捕者的指印与墙上的指印作了比对,发现它们是不一样的。于是,他告诉警方,这个被捕的人是无辜的。几天以后,另一个嫌疑犯被抓住了。福尔茨取得了这个人的指印,竟与墙上的指印一模一样——显然,这才是真正的盗窃犯。就这样,简便而准确的指纹破案法诞生了。这种方法一直流传至今,它使狡猾的罪犯原形毕露,也为百口莫辩的蒙冤人洗脱罪名。

但是,指纹破案也有出错的时候。2004 年的 3 月 11 日,恐怖分子在西班牙马德里的四个火车站引爆炸弹,200 人因此而丧生。一个由多国人员组成的调查组成立了,其中三位指纹鉴定专家认定:从包裹雷管和炸药的塑料袋上提取的局部指纹是美国律师布兰登的。5 月 6 日,布兰登被捕入狱时大叫冤枉,因为他 10 年来从未出过国。幸好两周后,西班牙警方抓到了袋子上指纹的真正主人,布兰登才被无罪释放。

由此冤案引起的争论十分激烈。指纹鉴定法的批评者认为,在犯罪现场获取的指纹通常不完整,而且是模糊的,必须用化学方法进行处理,或者用紫外线进行辐射后才能辨认,所以当最后与资料库中清晰的指纹相比对时,其准确性也是令人怀疑的。持相反意见的学者表示,指纹鉴定出错确实会使无辜的人蒙受不白之冤,但这只是个

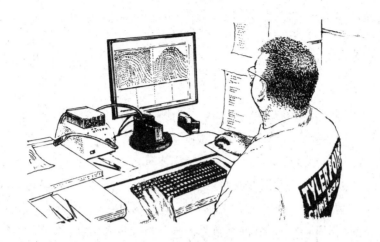

案。不管争论的结果如何，人们都已开始警觉：指纹鉴定并非万无一失。

　　回头来看，其实，巴尔的摩巡回法院法官的决定并非一时心血来潮，而是与 2004 年的布兰登冤案有着很大的关系。

伟大的脚

　　人类拥有一双伟大的脚，一位人类学家曾经说过："用脚直立行走，是人类进化的关键。脚，使人类摆脱低级的境地，成为万物之灵。"

　　脚的结构精妙绝伦，被生理学家称为"解剖学上的奇迹"。人体共有 206 块骨头，两只脚占了 52 块。也就是说，全身四分之一以上的骨头在脚上。除此之外，每只脚还有 33 个关节，20 条大小不一的肌肉,100多条韧带以及无数的神经和血管。可以毫不夸张地说,人类的脚是伟大的。如果制作一个真人大小的人体模型,它是无法站稳脚跟的,稍一碰撞,必将摔倒。难怪一位科学家风趣地说,人能够在地上站稳,本身就是一件了不起的事。

人的胚胎在第七八周时已经有了脚,出生后几个月就会站立,一岁左右就可学走路,从此开始了真正的人生历程。

脚的一个重要功能是承受全身的体重。人们发现,一个体重50千克的人,脚每天累积承受的总压力有好几百吨。据统计,足球运动员在一场球赛中,两脚发力起步多达万次,每只脚累积承受的力量超过1 000吨。脚最重要的功能是走路。根据世界卫生组织的调查,现代人一生要走42万千米的路,相当于绕地球赤道10圈。看来,人类的双脚确实任重而道远。

科学家对脚作了长期的研究。中国男子的脚掌平均长24.48厘米,女子平均为21.60厘米。每个人脚掌的大小并不是固定不变的。一般,夏天比冬天大,右脚比左脚大。早晨和晚上脚掌大小可相差5%:清晨较小,午后稍大一些。体育活动后,脚掌会比原先大10%。因此,最好在下午购买鞋子,上午买鞋就要挑选长和宽都大几毫米的。试穿时最好站起来走几步,因为行走时脚可能比静坐时要长0.5~1厘米。

许多人都认为,人在站立的时候是静止不动的。实际上不是这样。不信,你闭上眼睛,并拢两脚规规矩矩地站着。这时你会感到自己正在按一定方向画着圆圈,犹如旋转的陀螺。

近年来的研究表明,人的双脚有不同的分工。通常,左脚接触地面的面积比右脚大;原地踏步时,左脚的着地时间比右脚长。可见,左脚的主要作用是支撑全身的重量,而右脚是负责做各种动作的。在走路的时候,大多数人的左脚沿着一条直线前进,右脚却是自由移动的。当它们朝着目标前进时，裙子的下摆或宽松的裤管会不知不觉向左边坠。体育运动员、舞蹈演员和戏剧演员在运动或表演时，也经常以左脚为核心。不少运动员和表演家认为，只有这样，他们才会取得出色的成绩。

人体的支架

　　房屋、轮船、机器等都有支架。人体也有支架吗？是的。它叫"骨骼"，是由骨与骨连接而成的。骨有支撑的功能，能使人们"站有站相、坐有坐相"，保持人体的基本形状。骨又有保护功能，人体的重要器官都在它的护卫之下。骨还有运动功能，通过骨与关节、肌肉的互相配合，人们便能完成各种动作，如用手写字，抬头望天，做健身操，跳交谊舞等。

　　通常，成年人有206块骨头，包括颅骨、躯干骨和四肢骨。可是，中国人和日本人只有204块骨头，这是因为中国人和日本人的第五趾骨只有2节，而欧美人有3节，所以中国人和日本人比欧美人少了2块骨头。儿童的骨头比成年人多一些，一般为217或218块。儿童处于生长发育时期，一些还未成型的骨头如骶骨和尾骨等，往往几块连在一起，长大成人后，这几块相连的骨头便合为1块了。

　　人体的骨头形状不同，大小各异，可分为长骨、短骨、扁骨和不规则骨四种类型。其中，长骨像棍棒，短骨近似立方体，扁骨犹如扁扁的板条。人体中最长的骨头是大腿上的股骨，一般占人体身高的四分之一。有个叫康斯坦丁的德国人，他的股骨长75.9厘米，可称得

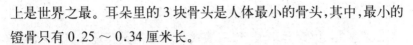

上是世界之最。耳朵里的 3 块骨头是人体最小的骨头,其中,最小的镫骨只有 0.25 ～ 0.34 厘米长。

颅骨像个坚硬的球壳,保护着大脑。如果没有颅骨,人栽了一个跟头后就无法再爬起来,更别说足球队员头球射门、杂技演员用头顶物表演多姿多彩的节目了。

《圣经》上说,上帝用泥土造了个名叫亚当的男人,然后从亚当身上抽出 1 根肋骨造了个名叫夏娃的女人。照此说来,男人应该比女人少 1 根肋骨。实际上,男人的肋骨和女人一样多,一共 12 对。这些肋骨和胸骨及脊柱共同围成胸廓,好像一只坚固的笼子,保护着里面的心、肺等内脏器官。

连接胸骨和肩胛骨的长骨叫锁骨。锁骨位于脖子两侧的皮下,伸手就可以摸到。这是颈部和胸部的分界标志,也是上肢和躯干的唯一骨骼联系。锁骨支撑着肩胛骨,既维持了肩关节的正常位置,又保证了上肢的灵活运动。

胫骨是人体最坚硬的骨头。胫骨位于小腿的内侧,它们像两根铁柱,承担着全身的重量。举重运动员手举几百千克杠铃而不会被压垮,与这副坚固的胫骨是分不开的。据测量,胫骨能承受的重量可以超过人体重量的 20 多倍。

人的骨头中,一半是水,一半是矿物质和有机物。成年人尤其是老年人的骨头中,矿物质的比例比较大,因而骨头硬而脆,容易骨折。少年儿童则恰好相反,骨头中有机物的比例较大,所以他们的骨头韧而嫩,容易变形。缺钙或缺维生素 D 的人会得佝偻病和骨软化症。这种人的骨头会因变软而发生畸形,所以又称"软骨病"。另外,从小进行体育训练的人,身体也会变得特别柔软。例如,有的杂技演员身体柔软自如,能钻坛子、反曲身咬花等。1987 年在瑞士苏黎世的一次比赛中,一个孩子将两脚从前胸经腋窝拉到了后脑,而且保持这种

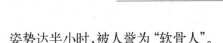

姿势达半小时,被人誉为"软骨人"。

人的骨头十分坚硬。有人曾作过一番测试,每平方厘米的骨头能承受 2 100 千克的压力。然而,有的人骨骼脆得像玻璃。广东有位 20 多岁的"玻璃姑娘",从小骨头就特别脆,有时在床上翻个身也会骨折。她的手骨和脚骨经常骨折,好在骨折处会很快自行愈合,而且她感觉并不很痛苦。有的医生认为,这是"先天性骨形成不全症",并不是缺钙引起的。

人体顶梁柱

古时候的人造房屋时,最重要的结构是大梁。在人体中,脊柱像房屋的顶梁柱一样,支撑着大部分体重,因而俗称脊梁骨。它是人体躯干中央的一串骨骼,包括 7 块颈椎、12 块胸椎、5 块腰椎以及 1 块骶骨和 1 块尾骨。这个顶梁柱是可以活动的,能做前屈、后伸、左弯、右旋等各种方向的运动。

正常人的脊柱并不是笔直的。从侧面看,它是 S 形的——有四个弯曲。这些弯曲不是生来就有,而是逐渐形成的。新生儿的脊柱是弓形的,孩子开始抬头时,颈部的椎骨逐渐凸向前方,出现了颈曲。孩子能坐了,胸椎的后凸便变得明显起来;要是胸椎后凸得很厉害,就会成为驼背。孩子开始学走路时,为了保持身体平衡,腰椎会前凸,骶骨和尾骨就弯向后方。这四个弯曲可以减轻走路、跳跃时从下方传到脊柱的震动,从而减轻对头部的冲击。

为了减轻摩擦和震荡,脊椎骨之间有个"海绵软垫"——椎间

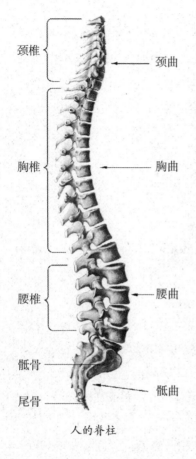

颈椎

颈曲

胸椎

胸曲

腰椎

腰曲

骶骨

尾骨

骶曲

人的脊柱

盘。它由内、外两部分组成：外部是坚韧而富有弹性的纤维环，内部是白色而有弹性的胶状物质。这种结构可以使脊柱承受压力、吸收震荡、减轻冲击。不同部位椎间盘的厚度是不一样的：胸部中段最薄，腰部最厚，因而腰部活动起来灵活得多。女子腰部的椎间盘比男子要厚，而且空隙要大一些。女子的腰之所以要比男子柔软，原因也在于此。这使她们能完成柔软的体操或杂技动作，而男子只能望尘莫及了。

在人的脊柱中，颈椎的体积最小，而活动量最大。我们能"举头望明月，低头思故乡"，也能"眼观六路、耳听八方"，都是和颈椎分不开的。为了使颈椎正常地发挥作用，大家可以在平时适当做些颈部的旋转活动。睡觉时，枕头不要过高、过低或过硬。

医学家认为，十到十六七岁的孩子应该特别注意脊柱的正常发育，否则就容易造成脊柱变形，产生不正常弯曲。这不仅会影响体形，还会使肺活量减少，影响全身的健康发育。

中国的科研工作者曾在上海、哈尔滨和北京等地作过一番调查，发现脊柱变形的中小学生竟达6%以上。造成脊柱不正常弯曲的原因有很多。首先，这是不注意身体姿势引起的。什么样的姿势最标准呢？中国古人已经作过总结，即"坐如钟，立如松，行如风，卧如弓"。坐如钟，是指坐的时候要像古钟一样端庄稳重，应该头正身直，不偏不倚。立如松，是形容站的姿势要像松树一样挺拔。行如风，是指走路时要有一定的速度，像一阵风一样。卧如弓，是指应该侧着身子睡，身体像弓一样弯曲，脊柱自然地略向前弯，肩膀向前倾，腿和手臂可以自由弯曲，这样，全身肌肉才能最大限度地松弛下来。其次，负重不当，是造成少年儿童脊柱不正常弯曲的另一个原因。根据医学家的研究，儿童负重的极限是自身体重的八分之一；书包的重量不应该超过自身体重的十分之一。

肌肉发动机

　　一个人共有 600 多块肌肉。它们大大小小、长长短短、能伸能缩、配合默契，为人的每一个动作提供动力。因而，有人就把肌肉称为人体的"发动机"。

　　按照形态、功能和位置，人体的肌肉可分为三大类。一类是心肌，它使心脏有节奏地跳动，永不停息。这是人体中最勤劳的肌肉。如果心脏每分钟跳动 75 次，那么人活到 70 岁，心肌大约要收缩 28 亿次。第二类是平滑肌，环绕在胃、肠、膀胱等内脏器官和血管壁上。它的运动缓慢而持久，好像一阵又一阵的波涛。心肌和平滑肌的收缩不受人的意志的控制，因而人们无法命令心脏停止跳动，也无法让肠停止蠕动。第三类叫骨骼肌，属于横纹肌的一种，是数量最多的肌肉。这类肌肉主要附着在躯干和四肢的骨头上，是牵拉骨头运动的绳索。骨骼肌通常是成对的：一块拉扯骨头向前，另一块拉它向后。

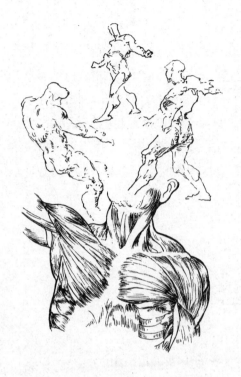

它受人的意志支配,收缩快而有力,但耐力较差,容易疲劳。

骨骼肌的大小和形状各不相同。人体最长的肌肉长在大腿上,叫缝匠肌,长可达60厘米以上;耳朵里的镫骨肌却短得可怜,不到0.2厘米。胸腔底部有一层横膈肌,鼓得像圆顶,它与呼吸动作有关,也与咳嗽、大笑、叹气、打喷嚏有牵连。肩膀上向外凸出的三角肌负责举臂动作。从力量的角度看,最出色的要数小腿肌了。凡是爬坡、上楼、骑车、跑步等,都离不开它。在所有的骨骼肌中,最善于表达感情的是脸部的表情肌。科学家发现,脸部复杂的表情肌可以组合成7 000多种不同的表情。难怪人的表情是那么丰富多彩。

人体骨骼肌的总重量,会随年龄增长而发生变化:新生儿的骨骼肌还不到体重的25%;成年人的骨骼肌一般是人体体重的40%左右;经常参加体力劳动和体育锻炼的人,肌肉比较发达,骨骼肌可占体重的50%左右;老年人的肌肉萎缩,水分减少,骨骼肌的重量可能会减少到体重的25%。

肌肉看似柔软,但它收缩时迸发的力量相当惊人。据计算,如果6平方厘米的肌肉同时收缩,就能举起20～60千克的东西。要是全身的60亿根肌纤维朝一个方向一起收缩,就会产生25吨的力量,完全抵得上一台起重机。肌肉发动机的效率,是其他动力机器望尘莫及的。

人的力气有大有小。经过训练的举重运动员可以举起200千克的杠铃,而一个体弱的人提一袋20千克的米都会感到吃力。这与肌肉本身的情况有关:肌肉越是饱满结实,人的力气也就越大。经常锻炼会使肌肉健壮发达。一个健康的年轻人,经过半年的力量训练,可以使肌力增加50%。

颇为有趣的是,人体的肌肉也会发出声响。不光是心肌和肺部的肌肉会发出声响,其他肌肉在收缩时也会发出特殊的声响。如若不信,不妨一试:把大拇指轻轻放在耳边堵住耳孔,就可以听到马车驶过鹅卵石地面那样的隆隆声。这就是前耳肌肉收缩时发出的声响。现已知道,肌肉的工作强度越大,发出的声音就越响。举重运动员早就知道,前臂和上臂的夹角为115度时,举起的重量最大,可是始终不知道这是什么原因。科学家作了一番测试,原来按这个角度举重,手臂肌肉发出的声音最小。

无字名片

不管你见到谁,首先注意到的往往是那最吸引人的部位——脸。只要你看一看这张没有字的"名片",心中就有数了:这是熟人还是陌生人……

每个人的脸都不一样。在学校里,一个班几十个同学,没有哪两张脸是一模一样的;一个大公司几百个甚至上千个人里,也找不出两张完全一样的脸来；双胞胎的脸算是很相像了，但也不完全一样。也就是说，世界上根本找不到两张完全相同的脸。

尽管人的脸千差万别，却也有许多共性。首先，人脸是从动物的脸进化而来的。鱼、鸟、狮、虎……都各有自己的脸，而与人脸最相像的，是猿猴的脸。人类的祖先南猿的脸和今天的黑猩猩十分相似：低斜的前额，隆起的眉弓，不发达的下巴。其次，在胚胎发育的早期，人脸"千人一面"：由隆起的额鼻、左右上颌和左右下颌五部分组成。随着胚胎的进一步发育，这些部位发生迁移、合并、变化，五官开始各就各位，于是人脸"初露端倪"，出现"千人千面"的现象。

人的脸所以千差万别，不光是因为眼睛、鼻子、嘴巴等五官的大小、形状和位置不一样，还因为脸的形状，也就是脸型彼此不同。从人类学的角度来看，人的脸型有 10 种：椭圆形、圆形、卵圆形、倒卵圆形、方形、长方形、菱形、梯形、倒梯形和五角形。其中，椭圆形脸的最宽部位在颧骨处。圆形脸显得圆而略大。卵圆形脸就是鹅蛋脸，脸的最宽部位在眼睛处。倒卵圆形脸的最宽部位在脸颊处。五角形脸和方形脸比较接近，但五角形脸的下巴较突出。

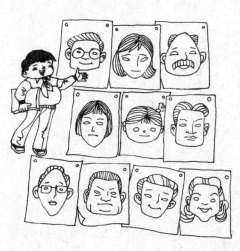

随着年龄的增长，人的脸会逐渐拉长。有人曾作过统计，一个人从 20 岁到 60 岁，面部的长度会增加 5 毫米左右。

生活在大城市的人，一生中见过的脸可能有几百万张，其中，能够识别的有几千到几万张。你能认出阔别多年的亲人、邻居、老师和同学，是因为他们的脸都有各自的特征，而且这些特征是终身不变的。美国的心理学家曾经做过这样的实验，请一些中年人来辨认他们中学时代的同学的照片，虽然已经分别了15年，但他们仍能叫出90%的同学的名字。岁月催人老，却无法抹掉脸上的特征。一位学者拿出英国哲学家罗素4岁和90岁时的照片，熟悉罗素脸部特征的人能从他老年的照片上发现他幼年时的影子。

然而，在识别人脸时，人们也会有失误。1979年，美国特拉华州威尔明顿市连续发生了6起抢劫案。在搜寻嫌疑犯时，7位证人都认定一位53岁的天主教神父派格纳是抢劫他们的罪犯。可是事实证明，他们错了。半年以后，真正的罪犯——39岁的克路塞自首了。当然，派格纳和克路塞确实长得十分相像。

科学家发现，识别人脸的中枢在大脑皮质的颞叶。一旦这一部位受到损伤，人们就无法识别人脸，不但认不出自己最亲近的人，甚至会把自己在镜子里的映像当作陌生人。现今，脑科学家们正在进一步研究人脑是怎样识别人脸的，以便揭示这一千古疑谜。

超级照相机

人的眼睛是个非常复杂的器官。据科学家估计，我们获得的信息，有90%以上是通过眼睛得到的。人眼是生物界最优秀的视觉器官之一。在海上，人眼能看到16～25千米外的船只；抬头望星空，人眼可以看到1 000千米远的人造卫星，甚至看到1 500光年外的猎户座大星云。人眼不仅能极目千里，而且能明视咫尺之内，观察秋毫之末。有了眼睛，人们才能看到四周五彩缤纷的大千世界。

人的两眼都长在前面，是有一定道理的。神话小说《封神榜》中的比干就不是这样，他的眼睛是长在手心里的。这么一来，他的手就无法握重物、无法劳动了；如果要写字、作画，一握笔眼睛就会被封住。两眼都长在头部的左侧或右侧也是不行的。因为那样的话，人就只能像比目鱼一样侧着身子前进了。如果一只眼睛在左侧，一只眼睛在右侧；或者一只眼睛长在前面，一只眼睛长在后面，也是行不通的。这么一来，虽然视野变宽了，但无法集中视力观察，无法形成立体视觉，无法分辨物体的大小、远近、形状和厚度了。人的两眼都长在前面好处多多。因为人的腿习惯于向前跨步，人的手习惯于在身体前面做事。眼睛长在前面，看见障碍可以绕道走，摘果子、打野兽，可以一目了然。人的两眼都长在头部额下，这样视野开阔，有利于生存和智力发展。

每个人的眼眶里都有一个重7克左右、直径大约2.4厘米的眼球。人眼球的大小几乎差不多。平时常说张三眼睛大，李四眼睛小，这只是各人眼皮开启的大小不同而已。

眼睛为什么能看清周围的世界？原来，眼球是一架活的照相机，一架无与伦比的超级照相机。眼球最外面的巩膜，也就是通常说的白眼珠，能防止光线进入眼内，起到照相机暗箱的作用。黑眼珠——角膜，和后面的晶状体，是人体照相机的镜头。透过光滑发亮的角膜，可以看到有颜色的虹膜。虹膜正中有个小圆孔，俗称"黑眼仁"，科学家称之为"瞳孔"，这就是眼球照相机的光圈。视网膜相当于照相机内的底片，这是眼球底部一块碗状的"屏幕"。人睁开眼看东西时，光线通过角膜和晶状体，到达视网膜。视网膜上的视觉细胞将接收到的图像传送给大脑，人就知道看到的是什么东西了。

人们周围的世界是色彩斑斓的。人眼是怎样感觉到颜色的呢？

原来，视网膜上有两种视觉细胞：一种是能感受弱光的视杆细胞，另一种是视锥细胞，能感受强光，并分别对红、绿、蓝三种颜色作出反应。世界上的五颜六色，就是由这三种原色调配出来的。视锥细胞把颜色信息传给大脑后，人便看到了色彩艳丽的画面。

我们在照相机镜头上看到的景物是倒着的。无独有偶，人眼视网膜上的图像也是倒着的。在婴儿的眼中，这个世界本来就是颠倒的。由于大脑的作用，这倒像才逐渐被"纠正"过来。为了证实每个人确实都经历过这一视觉适应过程，美国加利福尼亚大学的心理学家斯卓登做了一个有趣的实验。他把一副特制的透镜戴在自己的右眼上，再用布蒙上左眼。这么一来，他看到的一切都倒了过来。斯卓登用叉子去叉盘中的食物，可是他一次又一次地叉空，或叉到桌子上去。有人在门口叫他，他却径直朝窗户走去。他感到手足无措，四处碰壁。然而，斯卓登坚信自己是能逐渐适应的。果然，三天以后，随着练习次数的增多，他渐渐能够用叉吃饭、拿杯子喝水了。第八天早晨，斯卓登突然觉得周围的世界似乎不再是颠倒的了。他用手一摸，右眼上的透镜还在，这就是说，他已适应了这个"颠倒的世界"。当天晚上，斯卓登取下透镜和蒙布，谁知他又一次陷入了"颠倒的世界"。值得庆幸的是，第二天清晨他一觉醒来，发现自己重新回到了正常的世界。斯卓登的实验表明，人类确实能把眼中颠倒的世界再颠倒过来。

有人作过一番测试：一个发育正常的孩子在婴儿期的视力大约是0.4，2岁时为0.5，3岁时为0.7，4岁时上升到0.8，6岁时可达到1.0，与成年人的视力水平相仿。受视力系统发育不完全等因素影响，1～8个月的婴儿中70%有散光，而成年人中散光者相对较少。

脸部空调器

你仔细观察过自己的鼻子吗？对着镜子，你会看到外鼻的基本轮廓像一个锥体。鼻子的下端向前鼓起，称为"鼻尖"；上端位于两眼之间的部位，叫"鼻根"；鼻背是鼻尖到鼻根之间隆起的部分；鼻背的上部叫作"鼻梁"；外鼻的下方有两个开口，这就是前鼻孔；前鼻孔两侧隆起的部分，称为"鼻翼"。

每个人都有一个鼻子，但世界上没有完全一样的鼻子。从鼻根高度，也就是鼻根相对于两眼内角连线的垂直高度来看，鼻子有高鼻子、塌鼻子和介于两者之间的中等鼻子之分。从鼻梁的侧面看，鼻子又可分为凹的、直的和凸的。鼻尖也有不同的形状，有的往上翘，有的向前，有的朝下垂。连鼻孔的形状也不一样，有圆形或方形的，也有三角形或卵圆形的，还有椭圆形的。

人类学家发现，鼻子的形状和大小有着种族和地区的差异：白种人的鼻梁较高，鼻尖像鹰嘴；黑种人是扁鼻子，鼻孔朝天；黄种人的鼻子不高也不扁。一般，生活在南方热带地区的人，鼻子宽而扁，鼻孔仰天，鼻道短，这对于人体散热是有利的。而生活在北方寒冷地区的人，鼻子大多高而挺拔，鼻道长，外界的冷空气通过鼻腔以后，就能迅速升温。

鼻子的外形还与性别、年龄等有关。大鼻子是男性的代名词，多数女性的鼻子小巧玲珑。婴儿的鼻子大多是扁扁的。人的鼻子16～18岁才开始定型。在这以后，它会随着年龄的增长逐渐变长。

据统计,19 岁以下的中国人,鼻子的长度为 56.58 毫米;20—29 岁时鼻长 57.27 毫米;30—39 岁、40—49 岁、50—59 岁时,鼻子的长度分别为 57.80 毫米、58.58 毫米、60.01 毫米;60 岁以上的人,鼻长可达 61.60 毫米。老年人的面部肌肉已开始萎缩,相比之下,鼻子就显得比较突出。难怪童话故事中的老巫婆都被画成大鼻子。

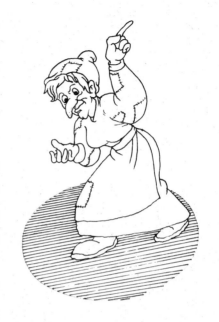

在众多的鼻子中,最出名的大概要算法国诗人兼剑客贝·查列那克的鼻子了。据记载,他的鼻子占了面部的大部分,中间奇峰突起。此人与嘲笑他的大鼻子的人决斗过上千次,光死在他剑下的就有 12 人。

人们常说,鼻子是人体精巧的空气调节器。它是呼吸道的大门,呼吸时它对空气中的尘埃起着过滤作用,又能对吸进来的空气进行湿润、加热和消毒。

空气进入鼻孔后,会遇到许多鼻毛。这些鼻毛纵横交错,形成一道"防护林",把混在空气中的灰尘阻挡在外,保证肺部的清洁。所以,我们千万不要挖鼻孔、拔鼻毛,这样会破坏这道天然的"防护林"。

鼻腔表面覆盖着一层红润的黏膜,它会分泌清米汤那样的黏液,使鼻黏膜得到湿润,这就是鼻涕。平时,一个人每天分泌的鼻涕有几百毫升。然而,谁也没有意识到自己流了这么多鼻涕,因为黏液一流出鼻黏膜,里面的水分就变成了水汽,使通过鼻腔的空气变得温暖而潮湿,同时把漏网的灰尘黏住并清除掉。有人曾作过测定,外界 $-7℃$ 的冷空气,经鼻腔后温度可升高到 $28.8℃$;如果外界气温不太低,这种加热作用就会小一些。比如,空气温度为 $18℃$ 时,经过鼻腔就只能升温 $10℃$。此外,鼻腔黏液中还有一种叫溶菌酶的物质,能把闯进来的细菌杀死。最后只有剩下的一小部分黏液变成了多余的鼻涕,被人擤出体外。人伤风感冒后,鼻黏膜会发炎肿胀,产生的黏液特别多,来不及变成水汽,鼻涕便总是流个不停。

由此看来,鼻子确实是个精美的空调器。它具有加温、湿润、清洁和消毒等多种功能,经过它处理的空气自然十分适宜人体呼吸。如果用嘴呼吸,嘴巴里空空如也,根本没有这些"设备",灰尘和病菌可以长驱直入,这对于肺显然是非常不利的。因而,我们平时不能用嘴呼吸,而要用鼻子呼吸。

两耳听力不一样

每个人都有两个耳朵,它们是人体的听觉器官。如果把耳朵比作人体收音机的话,那么,外耳就是收音机的天线,中耳相当于收音机的传声装置,内耳则是收音机感受声音的地方。

在介绍两耳听力的差异之前,不妨先说说人是怎么听到声音的。外耳、中耳和内耳在听觉中都发挥着各自的作用。外耳就是暴露在头部外面的部分,又叫"耳郭"。它皱皱巴巴、坑坑洼洼的,能把声音集中起来,送入中耳与内耳。耳郭往里是外耳道,上面有细毛、皮脂腺等,能防止灰尘、小虫等脏物进入耳内。外耳道的尽头是中耳。紧靠外耳道底部的，是厚度只有 0.1 毫米、形状大小和一粒西瓜子差不多的鼓膜。鼓膜的里边有个"小房间"，叫作"鼓室"，里面住着三块听小骨——锤骨、砧骨和镫骨。这些听小骨不仅能传声，还可以把声音放大。内耳是耳朵最里面的部分。其中最关键的部位叫"耳蜗"，这是接收声音的地方。它的外形像蜗牛壳，里面有淋巴液，还有听觉感受器。当外界声音由外耳道传到鼓膜和三块听小骨时，声波就使耳蜗内的淋巴液振动起来。听觉感受器产生兴奋后，通过听神经传入大脑，人便听到声音了。

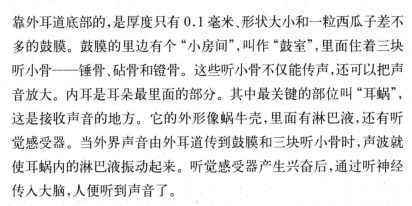

令人难以置信的是，人的听觉几乎从出生起就开始走下坡路了。随着年龄的增长，听觉也就一年不如一年了。例如，婴儿能听到振动频率为 20 ～ 30 000 赫兹范围内的声音；到 10 多岁时，能听到的声音频率的上限已降到 20 000 赫兹；到 60 岁的时候，上限又降到 12 000 赫兹。听力的衰退程度，反映着人体衰老的进度。日本科学家对 488 位老人的听力作了调查：三年前听力一般的老人，三年后死亡率为 32.4%；别人不凑到耳边说话就听不见的老人，死亡率为 47.2%；而完全丧失听力的老人，死亡率竟高达 61.5%。难怪人们常用"眼不花、耳不聋"来形容健康长寿的老人。

人体左耳和右耳的听力是同样的吗？苏联的生理学家发现，两耳的听力是不一样的：左耳的听力比右耳强；对于带有感情色彩的声响，左耳的分辨能力也胜过右耳。科学家让一批 7 ～ 16 岁的孩子通过耳机，分别用左耳和右耳听取一段对话或音乐。这些对话或音乐是由专业演员和歌唱家分别用高兴、悲伤、愤怒、恐惧和冷漠的感情进行表演的。结果表明，左耳对恐惧和愤怒的语调感觉特别灵敏。

在听觉上右耳为何比左耳略逊一筹呢？心理学家从人的脑电图上寻求答案。在波浪起伏的脑电图上，右脑的振幅比左脑大，而接受和感知由左耳传入的神经冲动的恰好是右脑。右脑振幅大，正好说明左耳的听力要比右耳强。

三寸之舌

　　人的胚胎大约在一个月的时候，咽底正中处就会隆起一块三角形的东西，这就是舌头。人们常用"三寸不烂之舌"来形容一个人能言善辩。其实，人的舌头确实长3寸左右，大约是10厘米。

　　据人类学家的研究，在从猿到人的进化过程中，由于直立，古猿的头抬了起来，舌根下降到咽喉，被固定起来，而舌体能自由活动，于是人的舌头便显得十分灵活了。

　　人的舌头是非常能干的。它能帮助发音。要是没有舌头，人就不会说话、唱歌。舌头底部有个小索带，叫"舌系带"。如果这个索带太短，发音就不太清楚，这便是俗称的"短舌头"。

　　舌头能搅拌食物，帮助咀嚼和吞咽。没有舌头的搅拌，人恐怕只能喝流质食物了，根本无法正常饮食。舌头表面还有丰富的触觉感受器，否则，人在吃鱼时，就无法把小刺剔出来。吃完东西后，舌头便开始"打扫战场"了。它挥来挥去，像一根大型牙签，设法清除牙缝里的食物残渣。

　　正常人的舌头是淡红色的，上面覆盖着一层薄薄的白苔。如果有了变化，如舌头发红，舌苔变白、黄、灰、黑等，往往是疾病的信号。因而，人们常把舌头称为"疾病的镜子"。根据舌苔和舌的变化来诊断疾病，就是舌诊。中医诊断疾病时是很讲究看舌苔的。

舌头还会影响人的容貌。有个男孩天生没有舌头,这种先天缺陷使他的嘴异常细小,鼻子和耳朵也显得十分难看。医生设法给他安上一个新舌头,并多次为他整容,使他的容貌有所改观。

　　舌头最重要的功能还是品尝食物的味道。因而,人们把它称为品味器官。不管什么样的食品,它只要一品尝,就能分辨出甜酸苦辣。实际上,舌头是一个能分泌黏液的肌肉块。舌面上形状像玫瑰花苞的细小的舌乳头星罗棋布。这些舌乳头能感受味道,所以叫作"味蕾"。

　　舌头的味觉基本上是甜、酸、苦、咸四种,其他的如涩和辣味等,都是由这四种组合而成的。这是因为味蕾主要分四种类型,每一种味蕾感受一种味道。感受苦味的味蕾集中在舌头根部,苦味主要是由一些有机碱引起的;感受咸味的味蕾分布在舌尖和舌尖两侧的前半部分,咸味主要是由食盐引起的;舌头两侧的后半部分感受酸味的味蕾比较多,酸味主要是由有机酸引起的;而感受甜味的味蕾大多在舌尖,甜味主要是由食物中的糖类引起的。因而,欲知吃的东西甜不甜,只要把舌尖伸出来,舔一舔就清楚了。有些人把甜、酸、苦、辣、涩、咸称为六味。最近,日本科学家发现,人体还有第七种味觉——旨味。旨味是什么味道呢?有些人用它来表示"美味"或"好吃",其实这是一种类似肉的味道。味精所以能增进食欲,就是因为它能产生旨味。

　　研究发现,不光舌头上有味蕾,整个口腔到处都散布着味蕾。比如,喉咙上方有感受甜味和咸味的味蕾。有的人在上腭装了假牙后,吃东西时就不那么有滋味了。这是因为假牙的牙托将上腭的味蕾挡住了。

人体中的大力士

每个人张开嘴，都会显露出两排牙齿。一口整齐、洁白的牙齿，可以用来磨碎和咀嚼食物，帮助人们正确发音和说话，还能使面部显得美丽而丰满。

牙齿是人体中最坚硬的部分。它的最外面一层叫"牙釉质"，又称"珐琅质"。据说，牙釉质的硬度比钢铁还大，仅次于金刚石。人的牙齿可分为三类：正中扁平的门齿，样子像铲刀，可以把吃进去的食物切断；两旁锐利的犬齿，像尖刀，可以把柔软的食物撕碎；后面的臼齿，像磨子，能把食物磨得很细。

人体的各种组织和器官，生下来以后一般是不更换的，只有牙齿一生中可以生出两次。一次是乳牙，两岁左右20颗全部长齐，到六七岁时开始脱落，脱落以后再长出来的叫"恒牙"。恒牙一共是32颗。为什么人的牙齿要大换班呢？据分析，牙齿是长在颌骨上的，颌骨在不断生长，20颗乳牙已无法将颌骨填满，而32颗恒牙正好能适应日益长大的颌骨。此外，乳牙体积较小，且不耐磨损，为了应对长大后各种复杂的饮食，就只能换上结实而又多样的恒牙。

牙齿是人体中的"大力士"。2008年，印度女孩阿普莎拉用牙齿拉动5辆汽车至少10米；2016年，格鲁吉亚青年乌斯蒂什维利用牙齿拉动了4辆汽车……可见，牙齿的咬合力非同寻常。

科学家作过一番测试，成年男子在咬切东西时，门齿可以产生300牛的力；小臼齿能产生40牛的力，大臼齿产生的力可达600牛

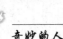

以上。嘴里所有牙齿的总咬合力，男子为 10 480 牛，女子为 9 360 牛。不过，要是少了 1 颗牙齿，咬合力就会减少 22%；拔去 2 颗下降近 50%；缺了 3 颗牙齿，就只剩下 37% 的咬合力了。

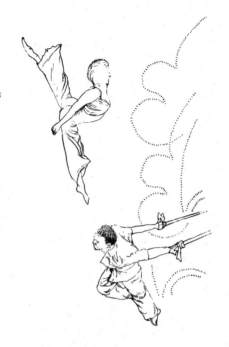

有些人的牙齿的咬合力是十分惊人的。比利时有个叫马西斯的人，能用牙齿咬起 233 千克重的物体。1983 年，有个杂技演员紧紧咬住飞机上的铁链，竟使马达轰鸣的飞机无法起飞。1997 年在美国举行的重量级拳王争霸赛上，拳击手泰森用牙齿咬下了对手霍利菲尔德的耳朵。据牙科专家分析，泰森牙齿的咬合力是普通人的 2 倍。最厉害的要数美国佛罗里达州的男子理查德·霍夫曼了，在一次测试中他将咬力器死命一咬，其咬合力竟然相当于普通人的 6 倍！

嘴里的身份证

1945 年 4 月 30 日下午，在苏联红军逼近柏林城下的时候，法西斯德国的元首希特勒用手枪自杀了。他的尸体被抬到花园里，浇上汽油烧掉了。5 月 5 日，苏军的一位军官发现了这具焦尸。3 天以后，苏联红军野战医院的医生对这具焦尸进行了解剖。但是由于尸体已被烧焦，变得面目全非，当时也没有掌握希特勒生前的可靠材料，所以人们不能肯定这究竟是不是希特勒的尸体，希特勒之死便成了一桩历史悬案。出乎人们意料的是，31 年后挪威法医学家索格内斯通过对希特勒牙齿的研究，竟然揭开了这个谜，证实苏军解剖过的那具尸体确实是希特勒的遗骸。

为什么通过牙齿能辨认尸体呢？这是因为每个人牙齿的大小、形状、排列和治疗情况各不相同，牙齿便成了人们嘴里的"身份证"。根据牙齿可以确定死者的性别和年龄。通常，男子的牙齿要比女子大。死者的大致年龄可以根据牙齿萌出的情况和磨损程度加以推断。人的年龄越大，牙齿往往会磨损得越厉害。此外，牙齿还忠实地"记录"了牙病及其治疗情况。

索格内斯在美国国家档案馆里查到了希特勒生前的有关材料，其中就有希特勒牙病的治疗情况。索格内斯把这些材料与 1968 年苏联公布的关于那具焦尸的牙齿照片及其描述材料——进行对照，发现从大体到细节都完全吻合，从而证实了那具焦尸就是希特勒的尸体。

世界各国在处理大规模灾难，如航海遇难、地震、火灾和大爆炸时，也往往需要通过牙齿来鉴定遇难者的身份。1981 年 8 月 30 日，伊朗首都德黑兰发生了一起震惊世界的大爆炸，正在总理府开内阁会议的总统和总理同时殒命。后来，人们也是借助死者的牙齿及其牙科病历验明"正身"，把遇难者——分辨出来的。

仔细观察一个人的牙齿，还可以初步了解这个人的大致情况。不同职业常会在牙齿上留下痕迹。例如，有些搞文字工作的人喜欢咬笔杆，木匠干活时往往喜欢把钉子叼在嘴里，理发师和美容师则习惯于叼发夹等。同时,牙病的治疗程度常与一个人的经济状况有关。从牙齿的保护状况,也可以推断一个人受教育的程度。如果牙齿上有斑点或者是黄牙,很可能他是喝含氟量较高的水长大的,由此可推知他出生或长年生活的地区的水质状况。难怪日本东京牙科大学的一位教授说:"牙齿是一个人整个生活经历的履历书。"

金津玉液

许多人都有这样的体会:每当见到自己爱吃的东西,闻到它的香味,或者只是想到它的美味时,即使不垂涎三尺,也会满口生津。这就是唾液,也叫口水。

唾液从何而来?它来自专门"生产"唾液的唾液腺。人体口腔里的唾液腺主要有三对:腮腺、颌下腺和舌下腺。另外还有许多小的唾液腺。唾液日夜不停地流出,成年人一天的唾液量竟然达到1～1.5升。

刚生下来的婴儿,唾液腺还没有发育完全,分泌的唾液比较少;三四个月以后,唾液腺逐渐发育了,唾液也就多起来了。这时候的幼儿还不大会控制唾液的吞咽,所以口水常常会顺着嘴角淌出来。长大些,过多的唾液就能及时被咽进肚里了。

唾液是无色的液体,它容易起泡沫,并且能拖延成线。据分析,唾液中水分占99%,另外的1%中含有许多重要物质,如黏蛋白、球蛋白、氨基酸、溶菌酶、钙、钠、钾、氧、氮和二氧化碳等,还有能消化碳水化合物的唾液淀粉酶。有趣的是,在不同的情况下,唾液的成分会发生变化。比如,把带酸味的水果放在嘴里,流出来的口水会稀薄如水;闻到香味后淌出来的口水比较黏稠;又干又硬的面包会使唾液中的淀粉酶含量上升4倍。

有些人认为,口水是无足轻重的,然而实际情况恰恰相反:唾液具有许多重要的生理功能,被古人称为"玉泉""甘露""金津玉液"等。

唾液是润滑剂。它浸润食物,使干的食物能够下咽。唾液可以润滑口腔、咽喉和食道,使这些部位柔软而有弹性。唾液湿润口腔和声带后,使人能谈笑风生,歌唱家能舒展歌喉,给人以美妙的音乐享受。

唾液是溶剂。它能溶解食物中有味道的物质,使味蕾可以分辨甜酸苦辣,品尝出食物的滋味。

唾液又是口腔里的清洁剂。它能冲掉嘴里的食物碎屑,防止细菌在口腔生长。唾液中的溶菌酶能溶解和消灭细菌。唾液中的无机盐有防止龋齿的效果。唾液还有防癌和抗癌作用。日本医学家把致癌物质放在试管里,加入唾液后摇动了30秒钟左右,结果致癌物质的毒性大多消失了。

唾液还能保护口腔和胃。当过酸、过辣、过咸的食物进入口中后,唾液会大量流出来,进行稀释和中和,减轻它们对口腔的刺激。唾液流到胃里,其中的黏蛋白能防止胃酸过多,增强胃黏膜的抗酸作用,预防胃溃疡。

当然,唾液最主要的功能是帮助消化。人们吃进去的大米、馒头等含淀粉的食物,在唾液淀粉酶的帮助下,能变成容易被身体吸收的麦芽糖。科学家认为,让唾液和食物充分混合,对食物的消化吸收是有好处的,因而建议人们在进食时要细嚼慢咽。

随着科学的发展,人们又发现了唾液的许多新功能。比如,唾液中的一种激素——表皮生长因子,能加快细胞的生长和分裂,促进幼儿眼睛、牙齿和肌肉的发育，还有利于伤口的愈合。唾液中的唾液腺激素，是使人体延缓衰老、健康长寿的重要物质。据研究，长寿老人唾液中此种激素的含量明显高于早亡老人。唾液还可以用来帮助诊断疾病。如严重糖尿病患者的唾液里可能会出现糖。蛔虫病患者的唾液中二氧化碳的含量会增加。医学上可以从一滴唾液中查出这个人是否带有乙型肝炎病毒，是否得了癌症。

唾液功能如此丰富，所以有了唾液可以慢慢咽下去。古今中外的科学家都认为这对强身健体、保持人体的青春活力大有好处。如果能在每天清晨有意识地将唾液咽下几次，那么效果一定更加理想。

自动化风箱

婴儿为什么一落地就发出哭喊声？这是因为哭喊可以使口腔和咽喉腔张开，从而使呼吸道通畅；进入体内的空气还会使原先干瘪的两肺立即膨胀起来。这是他来到人间后的第一次自由呼吸。从此以后，他会一直呼吸到生命的最后一息。如果婴儿生下来不哭，接生的大夫会拍他几下屁股，让他"哇"的一声哭出来，此时婴儿的生命才算真正开始。

人体需要氧气，需要呼吸。人的饮水、进食可以中断一两天，甚至更长时间。但是呼吸中断一分钟，人就会觉得难受，要不了几分钟，人就会窒息死亡。印度的加尔各答发生过一起震惊世界的事件。据说，在一间不大的房间里，密密麻麻地关押着146个人，可是只有一个很小的窗口。只不过一夜工夫，就有123个人因严重缺氧死去了。

　　人主要是靠肺进行呼吸的。人的肺在胸部左右两侧,是圆锥形的,像海绵一样既松软又有弹性。右面的肺比较大,大约比左肺大10%,有三片肺叶;左面的肺只有两片肺叶。在显微镜下,可以看到肺内部有许许多多小"气球",这就是肺泡。成人肺中的肺泡共有3亿个左右,如果把它们平摊开来,可以铺满近100平方米的房间。由于肺泡是同细小的支气管连在一起的,因而看上去很像一串葡萄。肺在吸气时扩大,呼气时缩小。这一呼一吸,日夜不停,有节奏地吸进氧气,排出二氧化碳,真是个理想的自动化风箱。

　　肺泡是怎样进行气体交换的呢?从鼻子里吸入的氧气,经过咽喉、气管和支气管后到达肺泡。肺泡和肺泡之间,有丰富的毛细血管。肺泡壁和毛细血管壁加起来,也只有0.002毫米厚,因而气体出入十分方便。俗话说,人往高处走,水往低处流。氧气和二氧化碳在肺泡里,总是从压力大的地方跑到压力小的地方,这就和水从高处流向低处十分相像。肺泡里氧气数量多,压力大,大约为102毫米汞柱(1毫米汞柱为133帕)。而毛细血管里氧气数量少,压力小,只有40

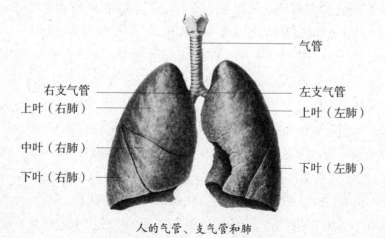

气管

右支气管
上叶(右肺)

左支气管
上叶(左肺)

中叶(右肺)

下叶(右肺)

下叶(左肺)

人的气管、支气管和肺

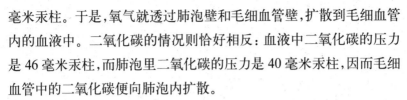

毫米汞柱。于是,氧气就透过肺泡壁和毛细血管壁,扩散到毛细血管内的血液中。二氧化碳的情况则恰好相反:血液中二氧化碳的压力是 46 毫米汞柱,而肺泡里二氧化碳的压力是 40 毫米汞柱,因而毛细血管中的二氧化碳便向肺泡内扩散。

在正常情况下,成年人每分钟呼吸 16 ~ 20 次,每次吸入和呼出的气体都是 500 毫升左右。刚出生的婴儿肺并不大,一口气吸进的空气只有 20 毫升左右。可是,十七八岁的青少年,一口气吸进的空气差不多有 400 毫升。

一个人跑步的时候吸入肺中的氧气要比躺在床上时多 6 倍。一般来说,深呼吸对人体健康是有益的,因为平时人体需要的氧气并不多,只要二十分之一的肺泡进行工作就足够了,而深呼吸可以把新鲜空气送到深部的肺泡中去,同时把深部的二氧化碳呼出去。所以,每天做几次深呼吸,就好像进行几次"体内大扫除"一样。不过,每次深呼吸的时间不宜太长。

除了呼吸之外,肺还有其他生理功能。比如,美国科学家发现,肺能调节人体的血压。血液中的氧含量较低时,肺会释放血管紧张素,使血压升高。要是血液中的氧含量较高,肺便减少释放血管紧张素,体内前列腺素增加,使血压降低。

不知疲倦的发动机

活着的人,身体是温暖的;心脏停止跳动以后,身体就逐渐变得冰冷了。因而,不少人把心脏说成是生命的发动机,是燃起生命之火的炉子。

人的心脏是什么模样呢？呱呱坠地的婴儿的心脏像个球。12岁男孩的心脏像个小鸭梨，女孩的则像个鸭蛋。成年后，人的心脏像个倒放的桃子，大小和自己的拳头差不多。它位于胸腔左上方，心尖贴近胸壁，因而把手按在左胸上，就可以感觉到心脏的跳动。

心脏是推动人体血液流动的动力站。你如果走到水泵旁，就可以看到，它通过水管把河里的水抽吸进来，然后排放到田里去灌溉庄稼。人的心脏在工作时就像一个巧妙的"水泵"。它分左右两边，这两边是不相通的。每边又分成上下两层，上面的叫"心房"，下面的叫"心室"。心脏的四周是又厚又结实的肌肉。左心室收缩时把血液沿着血管挤压到全身，送去养料和氧气，并收集二氧化碳。流经全身以后的血液带着人体排出的二氧化碳，沿着血管通过右心房流到右心室。右心室收缩，又把血液挤压到肺，血液在那里排出二氧化碳，并吸收新鲜氧气，最后沿着血管经过左心房又回到左心室，完成人体中的血液循环。在心房和心室之间，或心室和大血管连通的地方，都有和抽水机上的活塞类似的"瓣膜"。它们只准血液向一个方向流，而不准其倒流。

人的心跳速度不是一成不变的。一个人的心脏从两三个星期的胚胎时开始启动，之后就日夜不停地跳动着，直到这个人离开人世间。初生的婴儿每分钟心跳120多次，哭闹时会跳得更快。随着年龄的增长，心跳会越来越慢。到15岁的时候，心跳和成年人的差不多，每分钟只跳七八十次。这是什么原因呢？原来，小孩子的心脏推动血液向全身流动的力量不够，只好加快跳动。长大以后，心脏的力量增强了，就可以跳得慢些了。

一个人的心跳，睡觉时会变慢，站立时会比坐着时快一些。认真做完一套广播体操，心跳每分钟可增加二三十次。学生临考试的那一刻，心脏会"怦怦"地加快跳动。让一些人身背 30 千克重物奔跑 300 米，他们的心跳每分钟会超过 200 次。经常进行体育锻炼，能使心脏收缩有力，每次排出的血量增多，所以运动员的心跳每分钟只有 50 次左右。而身体虚弱的人，稍一活动，心脏为了适应需要，只好拼命加快跳动，人就会感到心慌气短了。

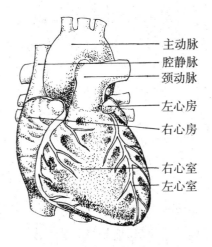

主动脉
腔静脉
颈动脉
左心房
右心房
右心室
左心室

在人的一生中，心脏总是昼夜不息地跳动着，难道心脏就不知道疲倦吗？科学家通过观察和研究发现，人的心脏每跳动 1 次，大约需要 0.8 秒时间，这里包括收缩和舒张两个动作。在这 0.8 秒时间里，心房收缩只用掉 0.1 秒，舒张时间倒有 0.7 秒；心室收缩只要 0.3 秒，舒张时间有 0.5 秒。舒张就是放松，实际上是在休息。所以，心脏看起来好像在不停地工作，其实它的大部分时间都处于放松状态。它既会工作，又会休息，劳逸结合得十分出色。

人体内的"江河"

人的身体里，也有"奔腾的江河"。它是鲜红色的，没有白色的浪花，也没有浅蓝色的光亮。这红色的河流就是血液。

然而，这红河的"水量"少得可怜。在中国，一个健康男性平均每千克体重大约只有 80 毫升血液。如果他的体重是 60 千克,那么他全身的血液大约是 4 800 毫升。中国正常女性每千克体重只有 75 毫升左右的血液。

人体红河的水量不是一成不变的,如长期卧床的病人,血量就多一些。正常的血量变化,一般不超过 10%。一旦超过这个比率,如成年男子一次失血 500 毫升以上,就可能发生轻度休克。要是血量损失超过 30%,就会有生命危险。

这红河的"水"是在封闭的管道——血管里流淌的。血管遍布人体的每个角落。无论人体的什么地方被刺破了,都会流出鲜红的血来。可见,血管是无处不在的。它们纵横交错,由大血管分出小血管,小血管分出细血管,细血管再分出毛细血管……组成了复杂的血管网。有人作了一番计算:一个成年男子身上大大小小的血管竟有一千多亿条。要是把它们首尾连接起来,长度可达 10 万多千米,足足可以绕地球两周半。

人体的血液是由血细胞和血浆组成的。其中,血细胞又包括红细胞、白细胞、血小板三种。红细胞形体微小,像一只两面都凹进去的小圆盘。在 1 立方毫米血液中,正常男性有 450 万～ 500 万个红细胞,女性有 400 万～ 450 万个红细胞。人体内的红细胞虽然十分微小,可是它们的表面积加起来竟有 3 800 平方米,相当于半个足球场那么大,几乎是人体表面积的 2 000 倍。

人的血液为什么是红色的?这是因为红细胞里充满了含铁的蛋白质,它叫"血红蛋白",又叫"血色素"或"血红素"。血红蛋白是运输氧气和二氧化碳的能手。血液流过肺的时候,会排出二氧化碳,吸进新鲜氧气,带铁的血红蛋白与氧结合,就使血液变成了鲜红色。一旦血液流向全身各处,就会把氧气输送给肌体的每个细胞,同时接受细胞产生的二氧化碳。这时,血红蛋白里的氧大大减少,血液就变

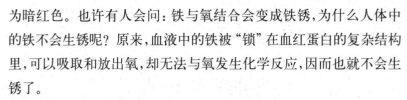

为暗红色。也许有人会问：铁与氧结合会变成铁锈，为什么人体中的铁不会生锈呢？原来，血液中的铁被"锁"在血红蛋白的复杂结构里，可以吸取和放出氧，却无法与氧发生化学反应，因而也就不会生锈了。

白细胞是圆形的，是保卫人体健康的勇士。其实，它们不是白色的，而是无色的。医生在验血时为了看清它们，才给这种血细胞染上了白色。人体每立方毫米的血液里，有 4 000 ～ 10 000 个白细胞。当病菌侵入人体时，白细胞的数量就会迅速增加，从四面八方涌来，吞噬病菌。所以人在发烧时，医生常要给病人"验血"，如果白细胞多于 8 000 个甚至 10 000 个时，那就说明这个人体内已有大量病菌在捣乱了。如果是外伤，一部分白细胞会在奋勇杀敌时死去，与坏死的组织和病菌一起形成脓液。

血小板是血液中数量众多的小不点。它们根本不像一块板：多数是两面凸起的椭圆球体，还有些是不规则的碎片。平时它们排列在血管壁上，一旦皮肤被割破、血管破裂，血小板就会赶往"出事地点"，一个接一个，越聚越多，黏成一团，使血液凝固起来。

人体的血细胞是在哪里诞生的呢？现已查明，骨髓是人体的造血器官。每个人都有一副结实的骨骼，骨骼的空腔里装着骨髓。在显微镜下观察，骨髓就像许多精巧的蜂窝状小房间，里面生活着各种血细胞。严格地说，只有胸部、脊柱和髋部的骨髓才有造血功能。肝脏造血自胚胎 6 ～ 8 周开始，4 ～ 5 个月时达到高峰，到第 8 周左右，脾脏参与造血，正常情况下，胎儿出生 2 ～ 5 周后，骨髓成为唯一造血器官。不过，在严重贫血等情况下，肝和脾又会自动恢复造血功能。

从教皇开始的尝试

　　很早以前,人们就在思索:既然人和动物会因失血过多而死,为什么不能用补充血液的办法来挽救生命呢? 为此,古埃及的王宫贵族常常喝俘虏的血。古罗马人会在角斗场上发狂地用舌头舔食奄奄一息者的鲜血。他们愚蠢地认为舔食人血可以使自己"增强体力",变得结实强壮。

　　据记载,人类历史上第一次输血发生在 1492 年。当时,年老的罗马教皇英诺森八世已处于昏迷状态,在万般无奈的情况下,医生往他的血管里输入了三个青春少年"纯洁"的血液。可是,到头来,教皇还是一命呜呼了。

　　19 世纪初期,英国医生布伦德尔发现,有些产妇在分娩时因流血过多死去了。他发明了一种注射器,将健康人的血输给大出血的产妇。结果,有些产妇得救了,有些产妇却不知什么原因,仍然被死神夺走了生命。

　　为什么有些人输血后会死去呢? 奥地利血液学家兰德施泰纳分析,这可能是输入的血液和身体里的血液混合后造成的。1900 年,兰德施泰纳把实验室里的五位同事召集在一起,想看一看彼此的血液混合后,究竟会发生什么变化。他小心地用针管从每个人的静脉里抽出几毫升血液,又把每个人的血液,分成淡黄色半透明的血浆和鲜红色的红细胞。兰德施泰纳分别用试管把它们分开。接着,他在一个白色的大瓷盆上,分别滴了六滴来自同一个人的血清(血浆的一部分,功能与血浆相似)。然后,他再把每个人血液里分离出来的红细胞,分别滴在每一滴血清上混合起来。这时,一个奇怪的现象出现了：有的血清中滴入的红细胞仍然均匀地分布着,另一些血清中滴入的红细胞却凝聚成了絮团状。兰德施泰纳终于发现,这种红细胞的凝集现象正是造成输血不良反应的根本原因。

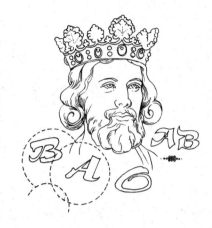

　　经过反复实验和深入研究,兰德施泰纳最终揭示了输血反应的真相。原来,人的血液可以分成不同的类型,这就是血型。红细胞的血型有 A 型、B 型、AB 型和 O 型。实验表明：A 型血不能输给 B 型和 O 型血的人,B 型血不能输给 A 型和 O 型血的人,O 型血可以输给各种血型的人,AB 型血的人则可以接受任何类型的血。兰德施泰纳的研究成果,为安全输血提供了可靠的科学保证,为此他荣获了 1930 年诺贝尔生理学或医学奖。

　　从教皇开始的输血尝试还在继续进行着。除了全血输血,医学家又研制开发了血液成分输血：从全血中分离出红细胞、白细胞、血小板等血液成分,制成血液制品,有的放矢地用于各类病人。比如,烧伤者只需输血浆,贫血者只需输红细胞,有些血液病患者只需输白细胞、血小板。此外,人造血液——血浆代用品和血液代用品的研究也已高奏凯歌,在临床上大显神通了。

　　2013 年 12 月,日本研究人员成功利用干细胞培育出能够携带氧的红细胞,在此基础上有望大量培育用于输血的红细胞,它们本身是"原装的",更能适应人的生理功能。

"肉袋子"和"酸缸"

人每天都要吃饭。有人作了一番统计,一个人活 80 年,要喝掉 70 ～ 75 吨水,吃掉 2.5 ～ 3 吨蛋白质,13 ～ 17 吨糖类,1 吨脂肪和其他物质。这些食物的总重量,相当于自身体重的 1 500 倍以上。

人吃下去的食物,只不过几秒钟时间,便经过口腔和柔软的食道,进入了消化道中最宽大的部分——胃。胃的入口处叫"贲门"。这是一扇奇特的门。人把东西咽下去时,它张开着,让食物进入胃里;不吞咽时,这扇门紧闭着,食物也就无法从胃里流出来了。因而,即使杂技演员两手撑地、倒立行走,也不会有东西从胃里流出来。胃的出口处叫"幽门",它像水库闸门一样,只许食物出去,不准食物回到胃里。

胃是个"肉袋子"。它能伸能缩,有很大的弹性:肚子饿的时候,胃壁收缩,互相靠在一起,几乎成了一根管子;塞满食物的时候,它就扩展拉长,变得很大。胃是食物的临时仓库,不管是米饭、面条,还是蔬菜、鱼肉,进入人体后一开始都被放在胃里。

胃又是个"酸缸"。胃壁分泌的消化液里含有盐酸,有很强的杀菌作用,能杀死混在食物中的有害细菌。胃液中还含有蛋白酶,能把食物中的蛋白质分解成便于人体吸收的氨基酸。胃的消化能力是十分惊人的。科学家把一只活蹦乱跳的青蛙放到狗的胃里,几小时以后,青蛙便不见踪影——被消化了。

胃从装满食物到把食物完全排出去,前后需要 4 小时左右。所

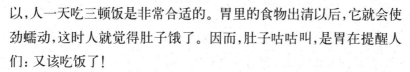

以,人一天吃三顿饭是非常合适的。胃里的食物出清以后,它就会使劲蠕动,这时人就觉得肚子饿了。因而,肚子咕咕叫,是胃在提醒人们:又该吃饭了!

有人也许会问,既然胃液能消化猪肉牛肉,为什么胃自己不会被消化掉呢?首先,胃液中盐酸的浓度很低,只有 0.5% 左右,它能让喜欢酸性环境的胃蛋白酶大显身手,把食物中的蛋白质转化成氨基酸。其次,胃壁表面有一层脂类物质,能防止胃酸的侵害。此外,胃壁细胞会不断地更新换代,老细胞从胃壁表面脱落下来,新生细胞马上取而代之。据估计,每分钟大约有 50 万个胃壁细胞脱落,每三天胃壁细胞就会全部更新一次。所以,即使胃的内壁受到一些侵害,也可以很快得到修复。

人的肚里可撑船

中国有句成语"宰相肚里能撑船",是指做宰相的人心胸宽广,很有涵养。其实,每个人的肚里都可以"撑船"。肚里怎么能撑船呢?那是因为在人的肠子里,要数小肠最长了。它全长 5 ～ 7 米,能伸缩自如,通常都弯弯曲曲地盘在肚子里。小肠的内部都是皱褶,大皱褶中又有小皱褶,其中还有许多突起。如果你小心翼翼地把小肠拉直,那么小肠内壁的总面积就有 200 平方米,相当于小半个网球场。显然,在中间放一条小木船,是绰绰有余的。

人们吃下去的食物,经过胃的加工,变成稀烂的食糜以后,就进入了小肠。小肠是真正的消化重地。凡是在胃里没有被消化的东西,都将在这里得到最彻底和完善的加工。食物中的营养，绝大部分是在这里被吸收的。一个人没有胃，还能勉强活下去；要是小肠被全部割掉了，不借助静脉营养品他就无法生存。

小肠分为十二指肠、空肠和回肠三部分。十二指肠是小肠最粗壮的一段，长度大约是 25 厘米，约等于人的 12 个手指并列起来的宽度，十二指肠的名称便由此而来。肝脏分泌的胆汁和胰腺分泌的胰液，会通过十二指肠肠壁上的孔眼流进去，帮助消化食物。一个成年人每天可流出 1 000 毫升胆汁、1 200 ～ 1 500 毫升胰液，在一天里，小肠本身也会分泌 2 000 毫升左右的消化液。这三种液体是碱性的。带酸性的食糜从胃里通过幽门，一点一点进入十二指肠以后，马上就和带碱性的消化液相遇，得到中和，所以一般不会使十二指肠受到损害。十二指肠慢慢地蠕动着，使食物不断地受到撞击。同时，胆汁、胰液和小肠液中含有能消化淀粉、蛋白质和脂肪的酶，它们像神奇的魔术师在那里大显身手，把食物中的营养成分改造成氨基酸、葡萄糖和脂肪酸等。

空肠和回肠除了继续消化食物外，还有吸收营养物质的作用。空肠的消化吸收能力很强，蠕动快，食物会很快被吸收或通过，肠内常常空荡荡的，因而叫"空肠"。回肠弯弯曲曲，迂回盘旋，所以称为"回肠"。空肠和回肠内壁上长着密密麻麻的细小纤毛，好像天鹅绒一样，这就是绒毛。在显微镜下，这些绒毛很像海底的珊瑚。据估计，这些绒毛有四五百万个。每个绒毛都与许多极细的血管和淋巴管相通。这些绒毛就像吸管一样，吸收被消化后的食物养料，把它们送入毛细血管和淋巴管，然后运往全身。

在正常情况下，小肠每分钟蠕动 10 ～ 15 次，把肠内的食糜和一些气体推向前去，同时发出"咕噜咕噜"的声音，这在医学上被称为"肠鸣音"。只要把耳朵贴在别人的肚皮上，人就能听见这种声音。

肠鸣音比较响的时候，自己也能听得到。有极少数人的肠鸣音特别厉害。据中国宋代《虚谷闲抄》等书记载，有个名叫陈子直的小官，"妻有异疾""腹中有声如击鼓"，这鼓声竟能传到门外，使行人误认为他家在击鼓作乐。

食物在小肠内被消化吸收后，剩下的残渣便进入大肠。大肠像个大"？"，比小肠短得多，只有约 1.5 米长。大肠的主要作用是吸收食物残渣中的一些水分和矿物质。在那里，经过一番加工，食物残渣最后变成粪便，被排出人体。

在整个消化系统中，最劳苦功高的要数小肠了。人们平时吃一顿饭，嘴巴不过忙一刻钟左右；胃要忙两三小时；而小肠至少得工作六七个小时才能把这顿饭消化、吸收完毕。在这个消化重地，往往上一餐的消化和吸收任务还没完成，下一顿饭又送了进来。人吃过晚饭、上床睡觉了，小肠却还在那里忙个不停呢！

奇特肠功能

20 世纪 80 年代末，一批日本生物学家来到了风光绮丽的巴布亚新几内亚。巴布亚新几内亚人体格健壮、肌肉发达，却不食鱼、肉、蛋，而只吃芋头、甘薯等食物。令生物学家们百思不得其解的是：为什么他们的食物中缺少蛋白质，却有着强壮的肌肉呢？

东京大学农业部的光冈教授等人经过实地考察后认为，这可能与巴布亚新几内亚人的肠道菌群有关。

现代生理学研究揭示，人的大肠中有经过胃和小肠消化的营养物质，又有合适的温度和酸碱度，因而那儿成了细菌的"安乐窝"。大肠中细菌的数量很多，而且经常随着粪便排出体外。据研究，每1克粪便中就有1 000亿个细菌。这些细菌世世代代都生活在大肠中，所以人们便把它们称为人体的正常菌群。

光冈发现，巴布亚新几内亚人的肠道菌群是与众不同的。他注意到：他们习惯于在祭祀之夜食取在当地被视为珍馐的猪肉，然而许多人因此患上了急性肠炎，有相当一部分人还因此而一命呜呼。这是为什么呢？据调查，罪魁祸首是一种肠道杆菌。当地人的身体已经适应因长期低蛋白饮食而形成的肠道菌群，较多的猪肉下肚后，这种肠道杆菌快速增长，身体便无法应付。而日本人就不同了，在同样的情况下，他们体内这种肠道杆菌的数量不会有大的波动，于是他们就安然无恙，不会得急性肠炎。令光冈关注的另一个现象是：当地人每天要吃1千克以上的薯类食物，但他们几乎不放屁。由此看来，他们的肠道菌群确实是与众不同的。

根据推算，当地人每天以1千克薯类食物为主食，仅摄取了10～15克蛋白质，这个数量，只有日本人每天蛋白质摄取量的五分之一到四分之一。然而，令人不可思议的是，从巴布亚新几内亚人的粪便中检测到的总氮量，竟高出其摄取量的1倍左右。

那么，多余的氮是从哪里来的呢？光冈等人对当地人粪便中的肠道菌群进行了检测和分析，结果发现，巴布亚新几内亚人的肠道细菌数量极少，只有日本人的十分之一。他们肠道细菌的种类也与众不同：与其他人群相比，巴布亚新几内亚人的肠道菌群，与牛的更加相似，从牛的反刍胃中检测到的肠道细菌，有很多种可以在当地人的粪便中找到。

研究发现，猪和牛等动物的肠道细菌，能利用体内的尿素合成氨。光冈等人由此得到启发，他们对巴布亚新几内亚人和日本人的

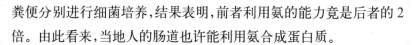

粪便分别进行细菌培养,结果表明,前者利用氨的能力竟是后者的2倍。由此看来,当地人的肠道也许能利用氨合成蛋白质。

经过一段时间的研究,科学家终于在当地人的粪便中找到了两种固氮菌。也就是说,他们的肠道里有某些细菌能利用随食物进入消化道的空气中的氮合成蛋白质。

据此光冈认为,巴布亚新几内亚人不吃肉也拥有强健的肌肉,是因为他们具备特殊的肠功能:从薯类植物摄取的蛋白质,约占体内需要量的一半;而另外一半蛋白质则是借助固氮菌和利用氨合成的。

随着这一研究的不断深入,科学家们正打算全面搜寻人体肠道中的固氮菌,以便利用生物技术大规模制造可供人体直接摄取的蛋白质。

数一数二的大器官

肝脏是人体数一数二的大器官。成年人的肝脏通常有1 500克,几乎占据右上腹的全部和左上腹的一部分。

在人体的内脏器官中,肝脏的模样显得特别古怪。它不像心脏那样,可以比喻成一个鸭梨;也不像肾脏那样,好似一粒紫云英的种子。肝脏的外形很不规则,很难把它比作什么东西。如果一定要打个比方的话,那就只能把它比作楔子了。肝脏的上面像帐篷那样隆起,右半边和后缘比较厚钝,左半边和前缘比较薄锐,这不是有点像楔子吗?

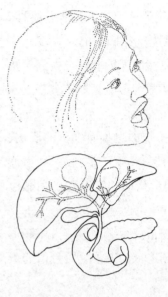

肝脏是人在成年以后唯一仍保持再生能力的器官。科学家做了个动物实验：把大鼠的肝脏切除三分之二以后，只要一个多星期的时间，它就能迅速复原，大小与原来相差无几。人的肝脏在部分切除后，也能在一两个月内恢复到原来大小。

如果把胃肠比作食物加工厂，那么肝脏就是人体重要的化工厂了。生理学家认为，肝脏能做 500 多项工作，产生近千种酶。人体的各种活动，几乎都离不开这座奇特的化工厂。

解毒是肝脏的一个重要功能。如果一些有毒物质，如尼古丁、咖啡因等直接进入通向心脏的血管，人很快就会死亡。但是，同样数量的有毒物质经过肝脏，要不了 10 秒钟，这些有毒物质就被分解了。饮食和肠内细菌产生的毒物，在经过肝脏时就会被消毒；人生病时服用的药，既有治疗作用，又有毒性作用，能起解毒作用的也是肝脏。

喝酒的人要感谢肝脏，因为肝脏能把酒精变成无害的二氧化碳和水。只要不是酗酒，平时少量饮一些酒，肝脏都能应付得了。但是，过量饮酒会伤害肝脏。

爱吃甜食的人也得感谢肝脏。血液中的糖分过多，对人体是有害的。肝脏可以把血液中过多的葡萄糖变成"糖原"储藏起来，需要时再把糖原变成葡萄糖送到血液中去。

爱好运动的人也得感谢肝脏。人体运动时，肌肉会产生一种乳酸。肝脏能使这些乳酸变成无害物质。

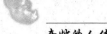

肝脏还承担着人体内化学合成的任务。食物中的蛋白质经过消化液的作用被分解成氨基酸,肝脏能利用这些氨基酸重新合成人体需要的各种蛋白质。血浆中重要的蛋白质如白蛋白、球蛋白等,几乎都是在肝脏内合成的。如果肝脏的功能受到损害,血液中白蛋白的浓度就会降低。得肝病时之所以要化验血中白蛋白的含量,原因就在这里。人体内的蛋白质会分解和产生一种叫作"氨"的有毒物质,而肝脏能将氨合成尿素,使之随尿液排出体外。

人们常以为胆汁是胆囊产生的。其实,制造胆汁是肝脏的一个重要功能,而胆囊只能储存胆汁。胆汁能把油脂变成十分微小的油滴分散在消化液里,加速人体对油脂的消化和吸收。如果肝脏有了病,胆汁的分泌就会受到影响。所以,有肝病的人大多不宜吃油腻的食物。

人体中的血液,并不是一股脑儿都参加循环的,平时总有一部分储存在血库里备用。人体的血库有三个:一是毛细血管系统,二是脾脏,第三个就是肝脏。在这三个血库中,肝脏的作用最重要。据科学家的测定,如果肝脏里的毛细血管全部开放,能装得下全身血液总量的55%。一旦人体发生大出血等紧急情况,肝脏里储藏的血液就会主动释放出来,帮助维持血压,保证心脏、大脑等重要器官的血液供应。

肝脏的贡献可谓大焉。20世纪80年代,西班牙北部的巴隆镇特地竖起了一座人体肝脏纪念碑。在揭幕庆典上,镇长兼医生克维塔尼拉充满激情地说:"每个人都应该对肝脏深表钦佩,因为它总是默默无闻地忘我工作着,虽然时常经受油腻食物和酒的折磨,却仍然毫无怨言。"这位镇长的话,是很有道理的。

不堪一击的器官

在人体腹腔的左上方,第9至第11根肋骨的里面,有一个人们不太熟悉的器官——脾脏。通常,脾脏并不大,成年人的脾脏重100～200克。正常情况下,在体表是摸不到脾脏的。但是,疟疾、黑死病和血吸虫病等患者的脾脏,却因肿大而容易被摸到。

有人说,脾脏是不堪一击的。果真如此吗?不妨来看一些有关事例。

南京一位40多岁的父亲祸从天降:独生子在玩耍时用小拳头在他左腹部轻轻一击,谁知4小时后逐渐加重的疼痛便不期而至,后去医院急诊,发现其腹腔内有大量血液,脾脏多处破裂。经脾脏切除手术,这位倒霉的父亲才转危为安。

江苏一对新婚小夫妻逗闹时,新郎不经意间蹬了新娘左肋一脚,新娘很快就腹痛难忍起来。医院诊断其为脾脏破裂,马上安排了脾脏切除手术。

1991年台湾一家大医院作了一番统计,该院10年内共收治178例脾脏破裂病人,死亡率为5%。可见,脾脏破裂并不罕见。

脾脏如此不堪一击,难怪有人会感叹它是"豆腐做的"。然而实际情况并非全部如此。试想,拳击和武打时的冲击力何等惊人,然而内脏因冲击而破裂的情况并不多见。这是因为人们在预知将会受到外力冲击的情况下,会在几十分之一秒的刹那间,反向收缩肌肉,增强防卫力量,避免内脏损伤。

也许有些人会问,既然一旦脾脏破裂,医生就会把它切除,那么脾脏是可有可无的器官吗? 不是的。在胚胎发育时期,脾脏是胎儿重要的造血器官,只不过它在婴儿出生以前就把造血功能"移交"给了骨髓。现代生理学知识告诉我们,脾脏有储存血液和调节血量的作用,脾储血能力较小,倘若人体失血或因繁重劳动和剧烈运动,其他组织对血的需要量增多,它会自动"放"出血液,及时给予补充。脾脏还是出色的"血液过滤器"。一些衰老的血细胞流经脾脏时,会被脾脏里的巨噬细胞吞噬。因而经过这一过滤器以后,血液便变得干净而充满生气了。此外,脾脏又是人体最大的淋巴器官,它能产生抗体,解除病菌等对人体的毒害作用。

1985 年日本医学家公布了他们的研究成果:脾脏可以成为"第二肝脏"。将 50 克好的肝细胞移植到肝癌、肝硬化等病人的脾脏内,几个月以后,被移植的肝细胞居然在"异乡"安了家,并发挥正常作用了。

有用的退化器官

2005 年夏季,美国生活科学网站公布了确实存在却"毫无用处"的十大器官名单,包括不飞鸟类的翅膀、鲸的后腿、墨西哥脂鲤的眼睛、蒲公英的性器官、鞭尾蜥蜴的假交配。除此之外,人类的毛发、尾骨、智齿、阑尾,以及男人的乳腺组织和乳头也赫然在目。此后,美国一家以"科学打假"著称的华人网站也刊文声称:"人类已退化了的器官也不少,如尾骨、转耳肌、阑尾、瞬膜(第三眼睑)

等。它们除了让人类记住自己的祖先曾经像猴子一样有尾巴，像兔子一样转动耳朵，像草食动物一样有发达的盲肠，像青蛙一样眨眼睛，还能有别的什么合理解释吗？"据称，人体"退化无用"的器官多达 20 多种。其中，常被提及的有扁桃体、阑尾、胸腺、松果体和尾骨等。

人体果真有"退化无用"的器官吗？这里，不妨先从扁桃体和阑尾说起。人一张开嘴，在小舌头(悬雍垂)的两边，就可见到形状像扁桃的东西，这就是扁桃体。而阑尾则是人体盲肠下端的蚯蚓状突起，长 7～9 厘米。人们一直以为，扁桃体和阑尾是退化无用之物，所以主张一发炎就做切除手术，以便一劳永逸。但后来的研究表明，它们都有重要的免疫功能，能产生活性淋巴细胞，消灭病菌，增强人体的抵抗力和抗癌能力。2007 年，美国杜克大学医学中心的科学家发现了阑尾的另一种功能。当人体遭受痢疾等急性疾病侵袭时，肠道内的有益菌往往会"全军覆没"。一旦大病初愈，阑尾就会将其中的益生菌释放到肠道中，使之东山再起，再度繁殖起来。阑尾成了肠道益生菌的"种子库"。

在人体胸部的正中有一块狭长的胸骨，里面深藏着一个粉红色的小腺体，这就是胸腺。在 20 世纪 60 年代以前，人们一直以为它是个无用的器官。其实，这是个重要的免疫器官，从小牛胸腺中提取的胸腺素，1974 年曾首次用来治疗有免疫缺陷的儿童。胸腺又是人体的"长生不老"之泉。新生儿的胸腺像核桃那么大，到青春期前后开始缩小，到了花甲古稀之年连原来的十分之一也不到了。随着胸腺的萎缩，衰老和死亡也就悄然而至了。现在已发现，人体的衰亡可能与胸腺功能的大幅度减退有关，科学家们正在尝试用胸腺素来提高人体免疫力，进行对肿瘤等疾病的治疗。

松果体位于人体头顶正中的深处，体小隐蔽，形如松果，因而得

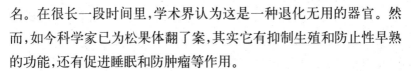

名。在很长一段时间里,学术界认为这是一种退化无用的器官。然而,如今科学家已为松果体翻了案,其实它有抑制生殖和防止性早熟的功能,还有促进睡眠和防肿瘤等作用。

研究表明,人类的尾巴已毫无用处。于是,有些学者进而认为,尾骨也是多余的。实际上,尾骨也是人体不可或缺的重要零件,它能使内脏器官保持在必要位置上,倘若将尾骨一刀切除,那么一半以上的人会内脏下垂,或脊椎出现问题。

由此看来,人体器官都有着这样或那样的功能,都有各自存在的理由,没有一个属于"无用之辈"。

生死攸关的清洁机

2002年初,中国某地有9位患者联名投书报社,希望借助社会舆论帮助他们实现"安乐死"。这一举动激起了很大的反响。这些人为什么要放弃求生的愿望呢? 原来,他们都得了尿毒症:体内的清洁机——肾脏出了毛病。

人体的废物在排出体外时,会经过肾脏这座高效率的清洁机。肾脏俗称"腰子",它的外形像蚕豆,大小如自身的拳头。成年人每个肾脏大约重130克,女性的肾脏要比男性的稍微轻一些。通常,每个人都有两个肾脏,左右各一。可是,据医学史记载,有的胎儿天生就没有肾脏,这种无肾儿在出生后很快就会死去,最多只能活几天。也有的人只有一个肾脏,称为"单肾人",他们大多能正常地生活。

肾脏是人体制造尿液的器官。它的制尿部分是由许多肾单位组成的。人的两侧肾有 170 万～240 万个肾单位,每个肾单位由肾小球和肾小管构成。肾小球是一团毛细血管,肾小管是一条长而弯曲的细管。

尿液是怎样生成的呢？肾小球像个小小的过滤器,血液流过那里时,血浆中的废物如尿素、尿酸,以及一些有用的化学物质如糖和盐等,会随着液体被滤到肾小管里。这种被滤出的液体叫原尿。除了蛋白质和脂类大分子物质,原尿的成分跟血浆差不多。正常人每天生成的原尿有 180 升左右。好在肾小管会进行重新吸收——把原尿中所有的葡萄糖、大部分无机盐和水,重新吸收到血液里,最后只剩下 1% 的尿液被排出体外。肾小管还会把血液中没有被肾小球过滤掉的尿素等废物送进尿液。此外,它还能排出有臭味的氨,使尿液中的氨一下子增加 400 倍。

肾脏的血流量是很大的。人体的两个肾脏只占体重的 0.5% 左右,但是流过肾脏的血液占了心脏输出量的 24%,比大脑的供血量还大 4 倍,平均每分钟就有大约 1 200 毫升血液通过肾脏。在一天中,人体中的血液会周而复始,通过肾脏 300 次左右。由此可见,这个清洁机的工作是多么繁忙。

一般认为,肾脏主要有五个功能。除了生成尿液和清除废物,它还能维持人体的酸碱平衡。人体内的物质有酸性和碱性两大类,它们之间有恰当的比例。血液中的酸性或碱性物质增多了,肾脏就会把多余的部分排出体外。肾脏又能保持血液中各种成分的恒定。正常人血液中的各种成分,如血浆蛋白、葡萄糖、氨基酸、维生素和矿物质等,都保持着一定的比例,某种物质太多或太少都是不行的。在这里,起调节作用的就是肾脏。肾脏还能分泌一种叫"肾素"的物质,它能引起血管收缩,使血压升高。在正常情况下,肾脏分泌的

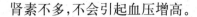

肾素不多,不会引起血压增高。

肾脏有着这么重要的作用,一旦它生病,就会影响人体的健康。比如,有些人肾小管的重复吸收作用不完全,小便就比一般人多得多,甚至一天可达三四升。还有些人因为肾脏有病,不能很好地生成尿液,水留在体内就会发生浮肿;代谢废物也会在体内越积越多,使人体中毒甚至死亡,这就是尿毒症。

万一肾脏因为严重病变或衰竭而失去了功能,有没有补救的办法呢?这里,不妨从1959年发生在美国哈佛医学院的一件事谈起。这个医学院的肾脏病专家默雷尔接到了一封求救信,写信人是一位著名的经济学家,严重的肾衰竭已使他的生命危在旦夕。这位经济学家恳求默雷尔设法延长他的生命,哪怕是几个月也好,使他能够把一部经济学巨著的最后几章写完。默雷尔接受了病人的请求,将模拟肾脏的人造器官——人工肾用于治疗,使他的病情明显地缓和了。

这种人造器官是一种特殊的容器,里面盛有一种专门配制的液体——透析液,当病人的血液从半透膜管道中通过容器时,血液中的尿素等物质就跑到溶液中去被清除了。这位经济学家抑制着死亡将要来临的悲哀,用争取到的有限时间挥笔疾书,终于在去世前完成了这部巨著。这可能是世界上第一个靠人工肾延长生命的病例。这位经济学家虽然离开了,但关于人工肾的研究很快就取得新的突破,人工肾成为第一个在临床上获得应用的人工内脏。

在科技高速发展的今天,3D打印技术应运而生。2011年时,维克森林大学再生医学研究所的阿塔拉博士就在TED演讲中展示了3D打印的人体肾脏,相信不久的将来就可以应用于临床,挽救更多的生命。

人体下水道

现代化的大城市不仅有摩天大楼、先进的交通和通信设备,还有一套密如蛛网的下水道设施。不然的话,大街上就会污水四溢,影响人们的正常生活和生产。人们的肌体和大城市一样,也有一套排泄废水的下水道,这就是泌尿系统。

除了肾脏,人体的泌尿系统还包括输尿管、膀胱和尿道。顾名思义,输尿管是输送尿液的细长管道。它们能把肾脏制造的尿液,源源不断地送到尿液的暂时"储水池"——膀胱中去。人的输尿管左右各一根,粗不足 1 厘米,成人输尿管长 25 ～ 35 厘米。它们每隔 15 秒钟自动收缩蠕动一次,推动尿液缓缓向下流动。

膀胱在躯体的下部,上面与输尿管相接,下面通向尿道。它的主要作用是储存尿液。膀胱装满尿液的时候,形状像一枚尖朝上的桃子。一般成年人膀胱的容量为 300 ～ 500 毫升,可是有人的膀胱只装 150 毫升尿液就要排尿,有的储存了 700 毫升还不想小便。因此,小便的次数和排出的尿液数量也就有多有少了。人在睡觉的时候,膀胱肌肉是松弛的,里面往往可以储存七八百毫升尿液,所以早晨起床后排出的尿液特别多。

尿道是尿液从膀胱排出体外的通道。男人和女人的尿道是不一样的,男子的尿道比较长,有 16 ～ 18 厘米,女子的尿道短而直,有 4 ～ 6 厘米长。由于女子尿道短,细菌容易侵入,引起尿路感染,所以特别需要保持清洁卫生。

在正常的情况下，当膀胱中的尿液越积越多、达到三四百毫升时，膀胱内的压力升高了，大脑和脊髓中控制排尿的"司令部"接到神经系统的报告后，就会发出排尿的命令。这时候，人就会寻找厕所准备小便。要是四周没有厕所，大脑就会下令，叫膀胱和尿道之间的闸门——尿道括约肌进一步收缩，把闸门关严，暂时不小便。而婴儿因为大脑还没有完全发育好，控制排尿的能力较差，只要膀胱装满尿液，就会随时排尿。

据统计，99%以上的新生儿出生后 36～48 小时内都会自动排尿；有的甚至刚出世就撒出一泡尿。这说明孩子已有正常的造尿功能，也说明人体下水道的"管道"是畅通无阻的。要是新生儿在出生48 小时内不排尿的话，他的泌尿系统就有问题了。

有趣的是，每个人还没出生的时候就有了撒尿的本领。三四个月的胎儿已经有了排尿功能，他的膀胱里已装有尿液。七个月的胎儿每小时会排尿 10 毫升左右；到出生前每小时可增加到 27 毫升。胎儿的尿液和他的其他代谢废物一样，是通过母体胎盘排出体外的。

一个成年人每天至少要排尿四五次，男子的排尿量是 1 500 毫升左右，女子略微少一些，大约是 1 200 毫升。如果每天的排尿量经常在 2 500 毫升以上或 500 毫升以下，就要考虑肾脏或其他地方是否有病了。

医生常通过化验病人的尿液来帮助诊断疾病。正常的尿液刚排出时是澄清透明、浅黄色的。如果尿液的颜色像红茶，表示可能有黄疸；红色的尿液，可能是血尿；得了丝虫病，尿液会变成乳白色。正常人的尿中有微量的糖，如果含糖量增加了，甚至能把蚂蚁引来，那就是患了糖尿病。

尿液的颜色和饮食、服药也有一定的关系。比如，吃了胡萝卜等食物，尿液会变成深黄色。有些药物如维生素 B_2、痢特灵等会使尿液变成橘黄色。只要停服这类食物和药物,尿液的颜色会很快恢复正常。

没有导管的腺体

天气闷热的时候,人们往往会汗流浃背;饥肠辘辘的人一见到美味佳肴,常常会馋涎欲滴。汗液和唾液是从汗腺和唾液腺里分泌出来的。这些腺体都有一种导管,它们分泌的物质是通过导管排出的,并且看得见、摸得着,因而这种腺体被称为"外分泌腺"。此外,人的体内还有一种腺体,是没有导管的,它们的分泌物——激素,会直接进入血液循环,到有关的器官上去发挥作用。这种腺体分泌的激素,不像汗液和唾液那样是看得见、摸得着的,因而这种腺体被称为"内分泌腺"。

人体主要的内分泌腺包括甲状腺、胰腺的胰岛、肾上腺、性腺和垂体等。它们是一些小器官,最小的重不到 1 克,分泌的激素更是少得可怜。然而,这些激素对人体的影响是举足轻重的。

在人体颈部前面,有个蝴蝶形的内分泌腺,这就是甲状腺。甲状腺重 20 ～ 25 克,是内分泌腺中最重的一个,它主要分泌甲状腺素,这种激素能促进人体生长发育和新陈代谢,提高大脑智力和肌肉的力量。

碘是制造甲状腺素的重要原料,食物中如果缺少了碘,就会引起甲状腺肿大。青春发育期的青少年,由于全身新陈代谢旺盛,需要的甲状腺素比较多,对碘的需要量也就增加了。碘供应不足会造成甲状腺肿大，这叫"青春甲状腺肿"。过了青春期或多吃一些海带、海鱼、紫菜等含碘丰富的食物后，症状就会好转。

汉代文学家司马相如病了，他贤惠的妻子卓文君精心服侍着他。一天，卓文君偶然发现，丈夫换下的内裤的尿渍周围有许多蚂蚁在爬动。她发现尿液有甜味，于是想到丈夫患了"消渴症"。

消渴症是中国古代对糖尿病的称呼。人为什么会得糖尿病呢？原来，在人体内，胃的后边，脊柱之前，有一个长方形的脏器——胰腺。它的形状像狗舌头，是人体内仅次于肝脏的第二大消化腺。其中的胰岛是一簇簇细胞团，犹如胰腺海洋中星罗棋布的岛屿，大名鼎鼎的胰岛素就是从这里分泌出来的。这种激素能调节人体糖的代谢，促进血液中的糖产生能量，并把一时用不完的糖储存在肝脏中。如果胰岛素缺乏或不足，血液中的糖增多了，从尿液中排了出来，这就是糖尿病。

在紧急情况下，人往往会力气倍增，比如武松在景阳冈与老虎不期而遇的时候。这突然迸发出的巨大力量是从哪里来的？现已知道，这是肾上腺分泌的肾上腺素的功劳。肾上腺像两顶帽子，分别盖在两个肾脏上，个头很小，每个3～5克重，作用却不小。肾上腺素是肾上腺分泌出来的一种激素。它能使人体血压升高，心跳加快，新陈代谢增强。当人进行剧烈运动，特别是遇到紧急情况时，身体就会自动通知肾上腺分泌大量的肾上腺素，促使胃、肠等内脏血管收缩，让更多的血液集中到大脑和肌肉中去。同时，心跳加快也加速了血液循环，保证身体有充足的血液供应，将氧气和养料及时送到肌肉，为应付紧急情况"调兵遣将"。

在古代欧洲，有人发现人的大脑底部有个豌豆大小的腺体，只有0.5克。当时人们以为这是一个过滤装置：大脑里产生的水分和废物是经过它排入鼻腔的，于是给它取了个名字叫"脑垂体"，含有"鼻

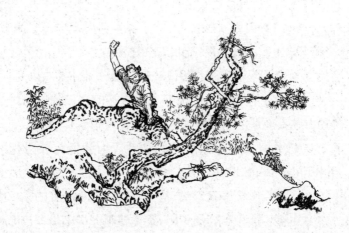

腔分泌液"的意思。1840年以后，人们才知道，脑垂体是人体最重要的内分泌腺。

垂体分泌的生长激素，能促进人体的生长发育。据研究，垂体每天释放生长激素6～8次，大部分是在熟睡后分泌的。因而，充足的睡眠对孩子的生长发育是十分重要的。催乳素是垂体分泌的另一种激素。众所周知，母乳是最适合婴儿的食品。要是没有垂体分泌的催乳素促使乳腺发育成熟并分泌乳汁，那小宝宝恐怕就会缺少这一营养品了。垂体还能分泌一些激素用来指挥其他内分泌腺的活动。因而，人们把它称为"内分泌之王"或"内分泌腺的总管家"。

人体药库

人体是个药库。现已发现，来自人体的药材有10多种。对此，中国明代医圣李时珍的名著《本草纲目》中已有记载。

人的毛发是一种很好的止血药。相传唐太宗李世民曾自剪胡须，将其烧成灰，为大臣李勣治病，使其疮痛得以愈合。《本草纲目》中写道："发乃血之余，故能治血病。"中医把烧焦的毛发叫作"血余炭"。把毛发洗净阴干，烧成米黄色，研成粉末，吹入鼻中，可治疗鼻出血；口服能治疗胃肠出血、咳嗽吐血、大便带血和小便不通。

唾液也是一种药。明代医学家程钟龄把它喻为"人参果"。李时珍指出，唾液有明目退翳、消肿解毒之效。唾液中的表皮生长因子能促进伤口愈合；唾液中的一种激素，能加快细胞的生长和分裂，对幼儿的眼睛、牙齿和肌肉的发育，有促进作用。更引人注目的是，日本一位教授认为唾液中含有多种酶，能消除某些致癌物质的毒性。

指甲入药早在唐代的《备急千金要方》中就已有记载。中医把指甲称为"筋退"，认为它有清热、解毒、化腐、生肌之功效。把指甲剪下，洗净晒干，炒成微黄色，研成细末后用黄酒送服，可治疗视物不清的角膜云翳和手掌颤动的鸡爪风。中药"锡类散"中就含有指甲，可用来治疗口舌生疮、咽喉肿痛等。

人的乳汁又叫"仙家酒"。乳汁含有大量蛋白质、脂肪、糖、矿物质和维生素，不仅是婴儿的最佳营养品，而且是成人强身健体的滋补品。中医学认为，人乳有"补血、充液、填精、化气、生肌、安神、益智、长筋骨、利关节、壮胃养脾、聪耳明目"等多种功能。此外，人乳中含有多种抗体，还有一种抗生素，能在 12 小时内将混入食物的细菌"斩尽杀绝"。人乳中还有一种类似天然吗啡的催眠物质，具有镇静、安定作用，难怪婴儿一含上乳头，吮吸几口，往往会变得睡意蒙眬。

尿液也可以用来治病。李时珍早已在《本草纲目》中对人尿的药用价值作过详细叙述。他认为，尿液可用来治疗头痛、咽痛、腹痛、咳嗽、疟疾、中风等 40 多种疾病。

据分析,尿液中绝大部分是水,另有尿素、氯化钠、尿酸和氨等物质。此外,尿液中还有一些生理活性物质,可以从中提取有用的药物。最早的巴比妥类安眠药,就是从尿液中提取出来的。这种药物的发明者,是一位叫贝耶的德国化学家。在研究工作中,他需要大量尿液。当时,这位化学家正与慕尼黑咖啡馆的女招待芭芭拉小姐热恋。芭芭拉知道情况后热情地支持恋人的工作,多次提供自己的尿液供他研究。后来,贝耶的研究大功告成。为了感激芭芭拉的帮助,这位化学家把从尿液中提取出来的白色结晶物,定名为"巴比妥"。在德语中,巴比妥的含义就是"芭芭拉的尿酸"。

从人尿中提取的人体激素已有好几种,它们能医治多种难治之症,因而贵如黄金,有的比黄金还要贵 $100 \sim 1\,000$ 倍。比如,科学家从尿液中提取出来的尿激酶,就是一种可以治疗脑溢血和血栓的特效药。从孕妇尿液中获得的绒毛膜促性腺激素,可用来治疗功能性子宫出血、不孕症、习惯性流产、月经紊乱和隐睾症等。从尿液中提取的抗溃疡药——尿抑胃素,已用来抑制胃酸的分泌,促进溃疡面的修复等。从尿液中提取的一种多肽能迅速抑制癌细胞的增殖,已引起人们的关注,抗肿瘤药物尿酸多肽注射液也已上市。

亚当和夏娃

世界上的人都可以分成两大类:男人和女人。人为什么会有男女之分呢?《圣经》上说,上帝在第六天用泥土造了个男人,叫亚当。后来,又从亚当身上取下一根肋骨造出了女人,这就是夏娃。

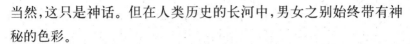

当然,这只是神话。但在人类历史的长河中,男女之别始终带有神秘的色彩。

除了性器官之外,幼儿男女差异相对较小。但到了青春发育期以后,男女之间的差别就会在许多方面表现出来。

女子的皮肤比较细腻柔润,而男子的皮肤显得粗糙结实。男子的肌肉比女子发达,如果男子有 50 千克肌肉,女子就只有 30 千克。男子的骨骼也比女子坚实,有人曾作过研究,女子骨骼的重量要比男子的轻 20%。女子的脂肪比较多,20 岁的男子,脂肪只占体重的 15%,同龄的女子却占 27%。一般,女子的体力劳动能力要比同年龄男子的小 30%,能够承受的重量也比男子小 25% ～ 50%。

男子和女子的内脏器官有什么区别呢?女子的心脏一般要比男子的小,她们的肝、肾、胃、肠和大脑等,通常也比男子的小。

在中国,一个健康男子平均每千克体重大约有 80 毫升血液。女子的血液要少一些,每千克体重只有 75 毫升血液。人体血液中红细胞的数量,也是男性比女性多。男子的肺活量几乎比女子高出 1 倍,因而男子力气大。

不过,女子耐饥饿的能力要比男子强一些。有一次大地震,许多大楼倒塌了,一些人被困在了废墟下面。那里既没有水,也没有粮食,受困者一天又一天地经受着饥饿的折磨。到了第五天,人们发现了这批落难者,活下来的几乎全是女性。

人们都知道,男子比较容易激动,而女子大多温柔似水。研究表明,人体血液中有两种对人的精神活动起重要作用的化学物质:一种叫"去甲肾上腺素",会使人暴躁激动;另一种是血清素,可抑制急躁情绪,使人变得温柔体贴。经测量,85% 的女子体内的血清素浓度要比男子高。

当然,男女之间的最大差别是第一性征,也就是不同的生殖器官。

男子的生殖器官包括阴茎、阴囊和睾丸等。平时阴茎轻软地垂在前边，外面包着一层薄而软的皮肤，这层皮肤常常包住整个阴茎头，这就是通常说的包皮。正常的包皮应该翻得过来，能露出阴茎头。如果包皮和阴茎头粘连，不能上翻，就叫包茎，最好动手术，把粘连部分的包皮切除。阴囊是个起皱的小口袋，左右各一，颜色比周围皮肤深。睾丸是产生精子和雄性激素的器官，藏在阴囊里，一般是两个，用手摸得出来。

女子的生殖器官包括外阴、阴道、子宫、输卵管和卵巢。阴道是经血流出的通道，也是夫妻相交和胎儿分娩出生的通道。阴道与子宫相连，子宫深埋在小肚子里，是胎儿的"摇篮"。卵巢就在子宫左右两边，一边一个。卵巢的作用是产生卵子和分泌雌性激素，而输卵管就是输送卵子的管道。

进入青春期以后，由于雄性激素或雌性激素的作用，人体与性别有关的外表特征也会发生一系列的变化。这就是第二性征。

如果你是个男孩，那么到了 13 ～ 16 岁，你会发现自己的喉结明显突出。喉结一增大，声带加宽，嗓门的声调就变粗，声音也越来越低沉。这时，你脸上的孩子气逐渐消失，上唇出现了柔软的茸毛。全身的皮肤好像一件紧身衣，紧紧地裹住了你的身躯，皮肤表面鼓出了一块块强健的肌肉。你的肩膀开始宽阔起来，胸膛不再是儿童时代的圆形，而变成扁圆形，显得十分充实。你的前臂和小腿长出了汗毛，阴毛和腋毛也先后出现了。这时，你越来越像个男子汉了。

如果你是个女孩，那么就会出现另外一副模样。你虽然没有突出的喉结，但声带增长了，说话的声音变得高而尖细。你的骨盆开始发育，臀部变圆，显示出女子特有的优美的弧形线条。9 ～ 10 岁时，你的乳房开始发育了：先是乳头稍稍突起；后来，乳房隆起，乳头周围淡红色的一圈(乳晕)扩大；再以后，乳房变得丰满，乳头显得大而突出。这时候,你的皮下脂肪增厚,皮肤变得细嫩、光洁。同时,阴毛和腋毛也长出来了。

到这时,人们一眼就能看出,站在面前的是亭亭玉立的少女,还是风度翩翩的少年了。

生育奇观

经过一番调查以后,科学家发现了许多人类生育上的奇观。

通常,新生儿的体重为 3 千克左右,然而,超重的新生儿也很多。《吉尼斯世界纪录大全》里记载的世界上最重的新生儿是 1955 年出生的一名意大利婴儿,体重为 10.2 千克。这个纪录在 2015 年被打破,澳大利亚一名产妇于该年产下一名重达 18.16 千克的巨婴。

一些微型婴儿也令人叹为观止。大科学家牛顿的外号叫"玻璃杯里的巨人",因为他出世时个子很小,曾被放进医用玻璃杯里。1979 年 8 月 2 日,一个比刚出世的牛顿小得多的早产女婴在纽约呱呱坠地了。她名叫莎雅,头只有柠檬那么大,体重仅 420 克。1985 年 7 月 29 日,一个早产男婴在加拿大出世了,他只有 340 克,能放在成人的手掌中。体重最轻

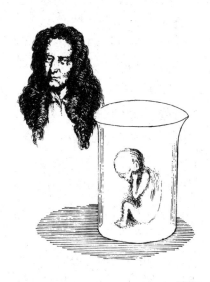

且能生存的婴儿,在中国四川,她生于 1968 年,降临人世时身高只有 15 厘米,体重 250 克,嘴巴小得像半颗蚕豆,哭声似蚊子叫。

妇女一次妊娠可同时生出两个或多个胎儿,这就是双胞胎或多胞胎。2010 年 1 月 10 日,在意大利南部城市贝内文托,一个名为卡尔梅拉·奥利娃的妇女,借助剖宫产手术产下了 4 个女婴和 2 个男婴。这是意大利自 1997 年以来首次出现的六胞胎。这类现象是不是有规律可循呢？ 19 世纪末,外国学者西林根据对人类生育史的潜心研究提出了一个有趣的西林法则:人类每妊娠 89 次,可能会孕育一次双胞胎;每妊娠 89^2 次,可能会孕育一次三胞胎;每妊娠 89^3 次,可能会孕育一次四胞胎……以此类推,六胞胎的发生率是 89^5 次妊娠(即大约分娩 55.8 亿次)中只出现一例,实属罕见。

人类一次妊娠最多能生育多少胎儿呢？ 据报道,这项世界纪录是由 34 岁的丹麦妇女克里斯坦·索伦森创造的。1993 年 4 月 1 日,她在一家医院里经过 63 分钟的剖宫产手术,生下了 11 个男婴和 4 个女婴。然而一年多以后,一位名叫多丽丝·麦克杜安的美国孕妇刷新了这项纪录。1994 年 11 月 15 日在一家妇产科医院里,她经过 273 分钟艰难的生产过程,生下了 12 个男婴和 5 个女婴,以 17 胞胎创下了一胎生育最多的世界新纪录。

俄国妇女菲奥杜尔·瓦西莱,是当之无愧的世界生育冠军。她一生分娩 27 次,生了 69 个子女,有 67 个活了下来。为此,亚历山大二世还接见了她。然而,1984 年,世界生育冠军的桂冠落到了意大利 58 岁的妇女德莱莎·卡勃妥的头上。德莱莎 15 岁结婚,一生共生育了 13 胎单胞胎、16 胎双胞胎、8 胎三胞胎、1 胎四胞胎,而且都活着。1984 年她生下了第 73 个孩子。生下最后一个儿子后,她因心脏病发作而施行了绝育手术。

产妇年龄高低不一。20 世纪 80 年代,在巴西的里约热内卢,一名与父母居住在一个贫民窟里的叫科里亚的 6 岁女孩，在医院里产下了 5 个瘦小而健康的婴儿。1989 年 5 月 14 日，秘鲁女孩丽娜剖宫产生下了一个 2.67 千克的男孩。此时，丽娜才 5 岁 8 个月，比科里亚生育时的年龄还小 4 个月，成了世界上年龄最小的母亲。

　　世界上年龄最大的产妇有多少岁呢？按照妇产科中的说法，女性超过 35 岁就属于"高龄产妇"，生育风险大大增加。然而随着医学技术的发展，人工授精、试管婴儿以及服用生化药物等辅助生育技术正在不断创造生育奇迹，近年来许多 50 岁甚至 60 多岁的妇女成为高龄妈妈。

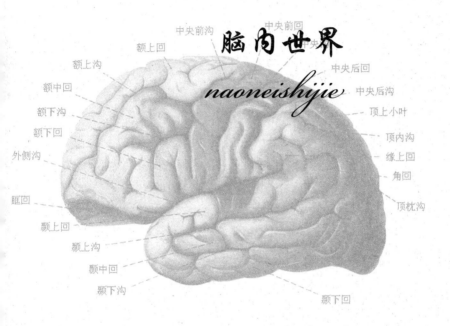

脑内世界

naoneishijie

中央前沟
额上回
中央前回
额上沟
中央后回
额中回
中央后沟
额下沟
顶上小叶
额下回
顶内沟
外侧沟
缘上回
角回
眶回
顶枕沟
颞上回
颞上沟
颞中回
颞下沟
颞下回

左脑和右脑

如果小心地把一个核桃的外壳打碎,你可以看到表面有许多皱褶的核桃仁,它包括中间相连、没有完全分离的两个半球。人的大脑的形状就像核桃仁那样,是由两个不完全分离的大脑半球组成的。人的两个脑半球外貌相似,功能却大不一样:一般,左脑接收来自人体右侧的感觉信息,如触觉、视觉等信息,并控制人体右侧的动作;右脑则接收来自人体左侧的感觉信息,并控制人体左侧的动作。左脑又叫"意识脑",负责理性思维,主要掌管语言、文字、符号、分析、计算、理解、推理和判断等。右脑则称为"本能脑""潜意识脑",生活中的感性体验主要与它有关,右脑掌管音乐、声音、绘画、图形、色彩、感情、空间定位、想象和创造等。

研究表明,人的左脑和右脑是互相配合、协同工作的。倘若用一种特殊的通电方法压迫右脑,使它暂时"休息",那么主管语言的左脑便马上兴奋起来。这时,接受试验的人就会变得非常健谈,他会到处插嘴,唠唠叨叨,天南地北地说个没完,甚至大声地对别人评头论足,就像喝醉了。有趣的是,在右脑停止活动期间,左脑虽然会指挥舌头大发议论,但发出来的声音和声调完全变了样,既没有节奏,也不抑扬顿挫,这是因为右脑虽然不管语言,却负责控制说话的声调。

有人发现,如果使右脑停止工作,那么左脑听到声音以后就无法分辨究竟是风声还是机器声;听音乐的时候,也区分不出熟悉的音乐旋律，即使想唱歌，也唱得不伦不类。反过来，如果让左脑停止工作，那么右脑可以指挥发音器官"引吭高歌"，但不知道唱的是什么词，更不知道是什么意思。

20世纪80年代以来，众多科学家对右脑的作用倍加推崇，认为右脑是人类的创造之魂。美国一位教育家曾经做过一个有趣的实验。他把84个绘画水平差不多的学生分成两组，分别对同一幅毕加索画像进行临摹：第一组学生的画像是按正常位置摆放的，第二组学生的画像是倒过来头朝下摆放的。出乎人们意料的是，第二组学生画出来的速写像竟比第一组学生的好得多。原来，按正放的画像临摹时，善于形象思维的右脑力求准确地把图像复制下来，可是擅长抽象思维的左脑试图抽象出毕加索的外貌特征，这么一来反而帮了倒忙。而把毕加索画像倒放时，情况就完全不同了：逻辑性强的左脑难以对画像进行"欣赏"，右脑就可以大显身手，专心致志地指挥手把画像准确地临摹出来了。

然而，现代脑科学告诉人们，右脑虽是灵感之源，但绝非创新能力的全部。人类的创新需要左右脑默契配合、协同工作。爱因斯坦曾对自己的思维过程作过这样的描述："我思考问题时，不是用语言，而是用活动的、跳跃的形象进行思考，当这种思考完成后，我要花很大力气把它们转换成语言。"这就生动地描绘了在新思想的产生过程中，左右脑是如何协同工作的：右脑的形象思维产生了新思想，而左脑用语言的形式把它表述出来。对此，美国加州大学的罗伯特·奥斯坦教授说过这么一番话："当左右脑均衡思考时，大脑的功能将达到一般思考的5～10倍，更容易产生绝妙的创意。"

男脑和女脑

男子和女子的大脑到底有没有差别？两性大脑之间的差异会给人们带来什么影响呢？为了揭示这一引人入胜的谜题，脑科学家和心理学家们进行了长时间的研究。

大多数研究表明，男子的大脑要比女子的大 10% 左右，但这对女性大脑的功能没有任何影响。1997 年丹麦一位学者的研究证实，男子的脑细胞比女子的多大约 4 万亿，然而，女性对日常事务的理解力比男性高 3%。

随着研究的日益深入，男女大脑间的差异让人觉得越来越有趣。人们已经知道，女孩的左脑发育得比男孩快，这就意味着：与同龄的男孩相比，她能较快学会说话、阅读，学外语时也比较得心应手。然而，男孩右脑发育得比女孩快，因而他们拥有比女孩出色的空间识别能力。比如，在女性的脑海中，房子的建筑设计图只是平面的，可是在男性的脑海里，房子已拔地而起，完全是竣工后的模样。

相比之下，女子的胼胝体——连接大脑两半球的一大束神经纤维较厚实，这就使她们左右脑的连接点比男子的多出 30%。此外，雌性激素会促使神经细胞在大脑中形成更多的连接，因而她们的左右脑之间便有了更紧密的联系。

早期的科学家主要借助大脑受伤的病人研究大脑各部位的功能。研究者发现，左脑受伤的男人会失去大部分甚至全部的说话能力，而且康复的前景十分渺茫，而女性如果同样的部位受伤，不会失

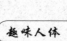

去语言功能。显然,女子大脑控制说话的部位,并非"只此一家,别无分店"。日本前首相田中角荣因为脑溢血左脑受了损伤,得了失语症,一直没有治愈。如果一名女子得了同样的疾病,情况可能就截然不同了。右脑受伤会给男性带来什么影响呢?他可能会失去大部分甚至全部的空间辨识能力,而右脑同样部位损伤不会影响女性的空间辨识能力。

科学家的目光早已不仅仅停留在大脑的尺寸上。运用新的脑部影像技术,研究人员开始观察活生生的人脑的变化和作用。

2009年,美国的《国家科学院学报》披露了加州大学生物学家艾亚拉教授的研究成果:分别向10名男性志愿者和10名女性志愿者展示风景和艺术等图片,然后询问志愿者哪些图片漂亮,哪些图片不漂亮。最初男女大脑的反应没有差别,但300毫秒后,女子左右脑有关区域的反应都很活跃,然而男子只有右脑反应活跃。看来,男人用右脑欣赏美,而女人是左右脑一起欣赏美的。

科学家发现,一名男子用脑工作时往往集中地使用大脑的某些特定区域;而女子用脑工作时常常把大脑中更多的部分调动起来了,此时兴奋的脑细胞波及五色杂陈的一大片范围。这可以用来解释为什么在某些时候男人可能比女人更认真和专注,例如,在电话铃声大作或狗吠不止时,男人能依然沉浸在一本书或一叠报纸里。原来,男人的大脑就是这样设计的,左右脑间的连接较少,大脑各部位的功能分得一清二楚,于是他一个时间里就只能做一件事了。女人大脑的设计是不同的,所以她可以同时做好几件互不相干的事。例如,她可以一边化妆,一边听收音机,另一只空着的手还可以拿着手机聊天。

由于女人大脑的两半球是左右开弓、同时运用的,于是她们常常左右不分。据统计,大约有一半的女性无法马上认出哪一边是左边,

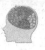

哪一边是右边。男人的左右脑是分开运作的,因而他们较容易分辨左右。

在调节情绪的时候,男性和女性的做法也不一样。人的大脑深处有个叫"杏仁核"的部位,可用于调节情绪。男人的杏仁核与大脑中负责语言的区域联系较少,而女人就不同了,这一部位与大脑中处理语言以及一些其他高级功能的区域有着密切的联系。由此看来,女性更愿意向人倾诉,而男性大多把他们的心事隐藏起来。

许多人都会注意到这样一个事实:男子随着年龄的增长脾气会变坏。这在他们的大脑中可以找到答案。一项在《神经病学档案》杂志上报道的研究发现,男脑萎缩的速度要比女脑快,由此带来的必然结果是:记忆力减弱,难以集中注意力,情绪低落,容易发火。

裂 脑 人

有的人自己的左手和右手也会"打起架来",让人觉得不可思议,但这是铁一般的事实。

第二次世界大战以后,48岁的美国老兵约翰回到了家里。他的妻子发现他变得怪极了。吃饭的时候,他的一只手把饭碗推开,另一只手又把饭碗往回拉,推过去又拉回来,不知道他在搞什么名堂。"你怎么啦?"妻子关切地问。约翰默不作声地伸出左手,把妻子推开,他的右手却急忙把妻子拉回来。有一回早晨起床时,他一只手把裤子拉上来,另一只手又拼命地把裤子往下拉,直到把裤子扯成两半为止。

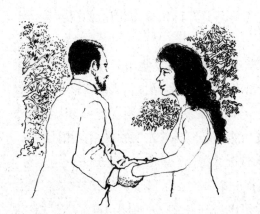

美国加州理工学院的生物学教授斯佩里闻讯赶来,给约翰做了一系列试验。斯佩里教授让约翰按他的话举手或屈膝,结果,约翰的右侧身体服从了命令,而左侧身体根本不听指挥。斯佩里教授对着约翰的左耳说要他用手指天花板;又对他的右耳讲要他用手指在桌子上画圆圈。他都一一照办了。但问他在干什么时,他只说正在画圆圈。

把约翰的双眼蒙上以后,用手接触他身体左侧的任何部分,他都说不出被接触的部位。让约翰左手握一把钥匙,用布挡住他的眼睛,不让他看见左手握的是什么。这时,问他手里拿的是什么,他竟茫然不知。斯佩里教授将一张年轻女人照片的左半部和一张孩子照片的右半部,拼成一张照片,然后采用一种特殊的方法,使这张照片的左半部正好位于约翰的左半视野,右半部正好置于他的右半视野。这时,斯佩里教授要他指出看见了什么。约翰手指着女人照片,口中却果断地说:"一个小孩!"

这究竟是怎么一回事呢?原来,约翰在第二次世界大战中因头部受伤,成了严重的癫痫病人。在无可奈何的情况下,医生为他切断了联系大脑两半球的桥梁——胼胝体。这么一来,他的癫痫发作虽然停止了,但是大脑两半球被分割开来,成了裂脑人。裂脑人的左脑和右脑"老死不相往来",不仅信息不通,连行动也互不配合。左脑得到的来自身体右侧的感觉信息,右脑就接收不到;反之,右脑获得的来自身体左侧的感觉信息,左脑也无法接收。左脑获得的信息,裂脑人能用语言表达出来。可是单由右脑得到的信息,他无法用语言表达出来。这是因为右脑的信息已经传不到左脑去,而右脑本身又没有语言功能的缘故。由于两个脑半球都有意识,于是约翰便"一分为二",好像成了"两个人"。

记忆之王

《三国演义》第六十回讲了这样一个故事:张松去许都求见曹操,曹操见张松矮小,相貌又丑,便有意冷落他,边洗脚边接见他,使张松憋了一肚子气。次日,曹操门下掌库主簿杨修拿出曹操新著的兵书《孟德新书》给张松看,意欲显示曹操的才华。张松看了一遍即记了下来,笑曰:"此书吾蜀中三尺小童,亦能暗诵,何为新书? 此是战国无名氏所作。"杨修不信。张松说:"如不信,我试诵之。"遂将《孟德新书》从头至尾朗诵一遍,且无一字差错。杨修大惊,将此事告知曹操,曹操奇怪地说:"莫非古人和我想的都一样。"曹操认为自己的书没有新意,就让人把那本书烧了。其实曹操上了张松的大当:张松用他惊人的记忆力,把整部《孟德新书》硬是背了下来。

古今中外,类似张松这样过目不忘的大有人在。东汉时的思想家王充,年轻时看书,"一见即能诵忆"。三国时魏国的王粲,能过目不忘。有一次,他与朋友们看了路边的一块碑上的碑文,朋友们有意要考他一下,叫他把刚才看过的很长的碑文背诵出来,他果然背得一字不差。

堪萨斯州立大学的心理学研究生拉詹·马哈德万,也是个记忆

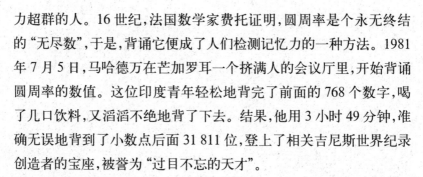

力超群的人。16世纪,法国数学家费托证明,圆周率是个永无终结的"无尽数",于是,背诵它便成了人们检测记忆力的一种方法。1981年7月5日,马哈德万在芒加罗耳一个挤满人的会议厅里,开始背诵圆周率的数值。这位印度青年轻松地背完了前面的768个数字,喝了几口饮料,又滔滔不绝地背了下去。结果,他用3小时49分钟,准确无误地背到了小数点后面31 811位,登上了相关吉尼斯世界纪录创造者的宝座,被誉为"过目不忘的天才"。

世界记忆锦标赛,是一项以记忆力竞技为主题的全球性赛事。这项赛事最早是由脑力训练专家托尼·布赞于1991年在伦敦创办的。经过几十年的发展,这一锦标赛已风靡世界,被人们称为"脑力运动奥运会"。

参加比赛的都是各国的记忆力高手。在为期两天的赛程中,他们要分别完成一系列任务,如100秒复述数字、15分钟记忆随机出现的单词、5分钟记忆80组虚拟历史事件、15分钟背诵新诗、15分钟将99组人名与相应图片配对、1小时记忆若干副被打乱的扑克牌顺序以及凭记忆口述一长串数字等,然后一决高下。

在历届世界记忆锦标赛中,英国的多米尼克·奥·布莱恩成了最引人注目的冠军得主之一。自1994年以来,他曾连续八年成功夺冠。他凭借瞬间印象准确地描述出了54副扑克共计2 808张扑克牌依次出现的顺序,而被载入吉尼斯世界纪录。

令人难以想象的是,这位"记忆之王"并非天赋极高的人。在校读书时,他甚至被认为"诵读困难"。直到1987年时,一个偶然看到的电视节目改变了布莱恩的人生。在这个名为"破纪录"的节目中,他目睹了一名心理诊所的女护士复述一副扑克牌顺序的情景。这位30岁的普通工人感到惊叹而又好奇,于是他开始尝试进行自我训练。经过3个月的强化训练,他已能快速逐张浏览后复述6副扑克牌了。

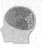

不久,他便出现在世界锦标赛的舞台上,开始崭露头角了。

这位"记忆之王"的秘诀是什么呢?布莱恩认为,通过形象联想能极大地提高记忆力。以"怎样快速记下购物清单"为例,他的做法是:把需要记忆的物件,通过想象摆放在自己最熟悉的环境场景里,然后想象自己来到大街上,充分利用在这条街上能接收到的所有信息,包括街边铺面的摆设、各种声响和气味等,然后将购物清单上的物品与这些信息一一进行编码。当再次回忆清单时,这些物品就会呼之欲出,活灵活现地展现在脑海中。

布莱恩的记忆秘诀还有:用生动有趣的故事式记忆,将青少年从死记硬背的记忆苦海中解救出来;充分利用自己左脑和右脑的资源,让它们积极参与记忆形成的过程等。这位饮誉全球的记忆大师用自己的经历和经验告诉人们,只要通过正确的训练,谁都有可能成为记忆之王。

人的第二大脑

为什么人生气时常会感到胃痛?为什么应聘者会因为一场即将来临的面试突然感到胃部翻腾、恶心不适?为什么比赛前的运动员或登台亮相前的演员往往面对美味佳肴也难以下咽?原来,人有两个大脑:一个是众所周知的长在头颅中的大脑,另一个就是人们知之甚少的腹腔内的"第二大脑"。第二大脑又称"腹脑",能传递很多感觉和知觉,能记忆,也有自己的喜怒哀乐。这并非天方夜谭,而是2005年8月23日美国《纽约时报》的一篇科学报道。

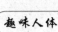

最早发现腹脑的是 19 世纪中期的德国精神病医生莱奥波德·奥尔巴赫。在一次用简易显微镜观察被切开的人体内脏时,他惊奇地发现,肠壁上附着了两层由神经细胞和神经束组成的薄如蝉翼的网状物。不过,奥尔巴赫当时并不知道他看到的正是腹脑。

1996 年,美国哥伦比亚大学的生物学家迈克尔·格肖恩成了提出腹脑概念的第一人。这位科学家认为,茫茫人海中芸芸众生无一例外地都有第二大脑,它就在人的肚子里,负责"消化"食物、信息、外界刺激、声音等。然而,这一另类观点在当时遭到了广泛的质疑。

通过多年的潜心研究,格肖恩发现腹脑是一个非常复杂的神经网络。在人消化道的内壁、胃部和大小肠组织中,大约有 1 000 亿个神经细胞,它们与大脑的神经细胞数旗鼓相当。腹脑借助脑神经中最长和分布范围最广的一对神经,与大脑联系在一起,但又相对独立于大脑。

腹脑的功能何在呢?它是人体消化器官的总开关,高智能地操纵着食物的通过量。腹脑能分辨成千上万种化学物质的成分,使人体免遭各种毒物和危险的侵袭。一旦毒素进入人体,腹脑最早察觉,然后马上向大脑发出警告信号,大脑立即意识到腹部有毒素,便当机立断、采取措施:呕吐、痉挛或排泄。

研究者确信,大脑遇到危急状况时,会发信号指挥身体迅速分泌激素,使人体做好应急或回避的准备。在这些激素的作用下,腹脑也被紧急动员起来。许多人都有这样的经历:心烦意乱或失魂落魄时会食欲不佳,惊吓过度或激动万分时腹部容易痉挛。

据报道,腹脑能下意识地储存身体对所有心理过程的反应,每当需要时就将这些信息提取出来,并向大脑传递。这正应验了德国的一句流行语:"在肚子里选择最佳方案,作出最佳决定。"

人们还在腹脑中发现了与大脑记忆功能有关的物质。显然,腹脑也有记忆功能。事实表明,过度或挥之不去的恐惧不仅会在头脑中留下印象,甚至会给胃肠器官打下烙印。

人类对神经系统的研究已有一百多年的历史,但对腹脑的研究才刚刚揭开序幕。

触摸的作用

触觉是人体最早发展起来的感觉功能,它对人的精神和身体健康起着巨大的作用。

1920年,美国的一所育婴院因缺乏保育员采用了自动喂奶装置,每天到一定的时间,这一装置就会往婴儿口中"灌"牛奶。这些婴儿虽然处于无菌隔离状态,仍有不少人不明不白地夭亡了。对此,医学家感到不可思议。令人难以置信的是,后来育婴院并没有用什么药物和仪器,而是采用了最简单的办法:聘用了一些专职妇女,让她们每天抱着孩子喂奶,即使不喂奶也常把孩子抱起来,边拍边四处走动。结果,婴儿的死亡率大幅度下降了。

此法成功的奥秘何在?美国迈阿密大学触觉研究所的心理学家菲尔德做了一个有趣的实验。她对26名早产儿每天进行3次皮肤按摩,并活动他们的四肢,每次历时15分钟,而另外一些早产儿则不作按摩。10天以后,接受按摩的早产儿的体重比对照组增加了47%,而且睡眠状况、警觉性和活动力也比对照组好得多。8个月时,经过按摩的早产儿显示出更高的智能和体能。令父母高兴的是,接受按摩的早产儿离开费用昂贵的护理室的时间,要比其他早产儿早

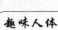

6天。菲尔德对此作出了解释：触摸这些婴儿，可以刺激他们分泌某些足月婴儿才能自然产生的激素，有利于他们的生长发育。

加拿大蒙特利尔儿童研究中心的科学家经过长期观察发现，母亲搂抱婴儿时间的长短对孩子今后的智力发育有举足轻重的作用。肌肤相亲是儿童发育必不可少的心理营养素，能使大脑的兴奋和抑制变得十分协调，同时还能促进脑的发育和智力的提高，有利于孩子的健康成长。

心理学家认为，触摸是人际交往的重要方式，有利于双方的心理沟通。触摸不仅限于母婴之间，成人间也有不少互相接触肌肤的机会，如礼节性握手、拥抱等。恋人和夫妻间的触摸，既能增加柔情，又能使双方在精神上感到轻松、愉快。尤其是女性，常在触摸中感到安全和有所依靠。女性分娩时，让她的丈夫守在身边，可以减轻分娩时的痛苦。

与人闹矛盾时，也可以通过这种无声的接触，使双方的怒气烟消云散。这在上下级之间或老人与年轻人之间，表现得更加明显。比如当人在工作上有所失误，领导和年长的同事劝慰时，拍拍你的肩或摸摸你的头，你会一改心灰意冷的神态，开始有了信心和热情。

有时触摸还会产生意想不到的心理感染力。心理学家发现，请顾客试尝食品时，只要有礼貌地轻轻触一下对方，成功的概率就会骤然增加。一位研究市场问题的心理学家认为："一些成功的推销员常能运用触觉产生的心理效应，他们常不留痕迹地轻轻触摸一下顾客，使对方感到自己非常亲切，是个可以打交道的朋友。"当然，动手动脚的不礼貌行为是不能与触摸画等号的。

运动员在比赛前和比赛中，也常常相互拥抱，或相互抚摸，或把手叠在一起，表示鼓励和安慰。特别是球类运动员，一旦谁投篮、进攻或破门得分，队员们会蜂拥而上，搂抱、挤压、拍打、抚摸……这既是兴奋、祝贺的表现,更是相互鼓励、打气的举动。

触摸还能用来治病。一位曾经护理过 14 000 多名病人的护士长说,"人与人之间的肌肤接触,会使人心情好转,感到舒适和安全。病人尤其需要亲人或好友关切的触摸,这种触摸能减轻病人因焦虑和紧张而引起的头痛,有类似安慰剂的作用。有时候,触摸还能缓和心动过速或心律不齐等症状"。数年前,触摸疗法已正式问世,父母、孩子和夫妻都可使用这一疗法,为病人减轻痛苦。

情人眼里出西施

热恋中的男女常会出现这样的情况:也许是小伙子被姑娘的美貌或活泼迷住了,也许是姑娘十分欣赏小伙子的魁伟或风度,他或她认定对方是自己寻觅已久的理想伴侣,而对恋人其他方面的不足或弱点视而不见,或认为不足为奇。这就是"情人眼里出西施"。

这究竟是为什么呢?心理学家认为,这是由于观察某个人时对他或她的某种品质或特征有清晰鲜明的知觉,从而掩盖了对此人其他品质或特征的知觉。这种现象被称为"光环效应"。简单地说,光环效应是对他人印象的形成过程中先入为主、以偏概全的心理偏差。比如,一位帅哥会被认为才思敏捷、技艺超群、有创新精神,于是便博得更多的赞扬和奖赏,犹如套在头上的光环,让人不知此人还有消极和不足之处。反之,倘若某人存在某些不良的品质或特征,那么此人所有的一切便容易被认为都是坏的。

"一好百好,一恶百恶"的光环效应,是普遍存在的。心理学家做了一个有趣的实验：给每位志愿者看一些陌生人的照片，接着，研究人员让每位志愿者就一些与魅力无关的特征对照片上的人一一进行评价。实验结果表明，在照片上很有魅力的人，在人的社会合作性、婚姻能力、职业状况以及做父母的能力等方面的评价都遥遥领先；而在照片上显得毫无魅力的人得到的评价最低。看来，在别人的心目中，魅力四射的人有这样或那样的积极品质，而毫无魅力的人有一些消极的品质。

为什么会出现光环效应呢？当人与人交往时，总是试图用一种简单的方法，一下子看到他的整体形象，所以人们在判断别人的时候，常常会情不自禁地借助光环效应。例如，青年人遇上了年迈的老人，脑海中便会浮现出老人的整体特点：他很可能是古板守旧、墨守成规的人。而老年人见到了年轻人，就会想到"嘴上无毛，办事不牢"的说法。为此，我们一定要注意尽量克服"以貌取人"的偏差，正确地认识自己和别人。

解读情绪

喜怒哀乐是人们常见的情绪。也许你会认为，这是司空见惯的现象，不必深究。然而，有时情绪的作用举足轻重，不容小觑。公元前700多年，周幽王为博爱妃褒姒一笑，弄出一场"烽火戏诸侯"的闹剧，到头来，既丢了性命又亡了国。普通人的情绪变化是无法改变历史的，然而，每个人的人生历程都会受到情绪的一些影响。试想一下，你是否曾在火冒三丈时作出过错误的决定？你是否曾因悲伤过度而无心学习或工作？情绪如此重要,确实需要深入了解一番。

何谓情绪？这是一种心理活动,它往往伴有一定的生理变化和外部表现。比如,喜会让人手舞足蹈,怒会让人咬牙切齿,忧会让人茶饭不思,悲会让人痛心疾首。心理学家认为,有些情绪是与生俱来的,如惊奇、痛苦、厌恶、兴趣和自发的微笑等;而羞愧、自豪、骄傲、内疚和同情等,是后天产生和发展起来的。现代神经科学家则指出,情绪完全是大脑作用的结果。

以前常出现在哲人和诗人笔端的恐惧、悲伤、忧愁、愤怒、爱慕和快乐等情绪已经进入了心理学家和神经科学家的视野。研究表明,恐惧对人类的生存至关重要。如果面对凶猛的豺狼虎豹和台风、洪水等灾难,人类的祖先毫不畏惧,不及时回避和逃离,就无法在危机四伏的蛮荒时代生存下来。

人类的大脑有个高效率的恐惧系统。有时候当事人尚未意识到大祸临头,大脑就已作出反应了。比如,一个人驾车行驶在路上,突然一辆车变道插在前面,在还没明白过来时他就会感到恐惧。这是因为在他的视觉系统"看见"这个危险场景之前,恐惧系统已将恐惧信号传递给危机处理系统了。高效的恐惧反应机制是人类得以生存并延续至今的关键。那些反应慢一拍甚至半拍的物种就没有那么幸运了,它们成了地球生命舞台的匆匆过客。

悲伤是生活中的调味品,尽管品尝起来有些苦涩,但人们无法抗拒,只能坦然接受。悲伤并非十恶不赦、一无是处。心理学家认为,悲伤在进化上很有意义。两强争霸,倘若战败者毫不沮丧,仍然趾高气扬,在胜利者的眼中无疑是在发起新的挑战。一旦再度厮杀,战败者就可能因此而命丧九泉,而此时战败者若面露悲伤,不失为一种自我保护策略。悲伤还可以帮助人们从错误中吸取教训,因为遭受挫折时人会心情沮丧,同时思考这是怎么发生的,该怎样解决。此外,

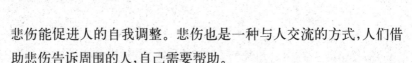

悲伤能促进人的自我调整。悲伤也是一种与人交流的方式,人们借助悲伤告诉周围的人,自己需要帮助。

对于神经科学家来说,探索悲伤和快乐的奥秘是非常棘手的研究课题,因为这两种情绪几乎调动了大脑的各个区域。在一项研究中,研究者请22位志愿者回忆伤心的往事,或让他们观看十分伤感的影视画面,激发志愿者的伤感情绪,同时对他们的脑部进行扫描。结果表明,悲伤可引起大脑70多个区域的活动变化。

神经科学的研究表明,人脑是个复杂而奇妙的系统,借助这一系统,人们便能体验七情六欲,品味生活中的甜酸苦辣。

快乐有极限

喜好快乐是人类的天性。让自己在有生之年过得更快乐,是许多人企盼的目标。

调查数据显示,100个天真无邪的儿童与100个年逾花甲的老人表示自己快乐的比例并无明显差别;白种人回答自己快乐的比例并不比黑种人和其他有色人种高;生活压力沉重的日本人和享受高福利待遇的北欧人同样感到快乐;生活在后工业化时代的美国人与太平洋小岛上的土著居民在这方面也没有区别。

科学家认为一个人的快乐程度取决于先天遗传和后天的生活经历。研究表明,一个人天生的个性似乎确实与快乐程度有关。通常性格外向的人比其他人更快乐。这是因为外向的人更可能做使自己快乐的事,如交友等。又或许是快乐使人变得外向了。

为什么音乐能让人快乐？众所周知，食物和水等能让人产生快感。加拿大神经心理学家发现，充满感情的音乐所激活的脑部区域，与食物等快感刺激物所激活的脑部区域是相同的。美国神经学家揭示，充满感情色彩的音乐能有效地触发与亲情有关的脑部区域，促使某些神经化学物质的分泌，使人产生快感。

许多人都热衷于参加蹦极、高空跳伞、高速滑雪等危险性很大的极限运动，这些活动能给他们带来极大的快感。这是什么原因呢？神经学家认为，这是人体的快感系统在奖赏人们，证明人们所做的事有利于他们的生存。要知道，有利于个体生存的行为不一定是安全的，例如，捕猎、争夺配偶等都有极大的风险。这些事会使人感到很大的压力，而在压力刺激下分泌的某些激素，会产生短暂的快感。

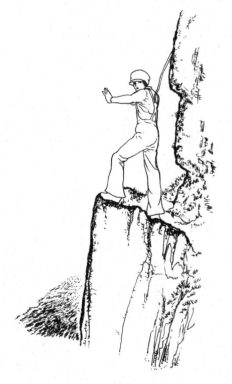

快乐有极限吗？美国加利福尼亚大学神经学家的回答是肯定的。那么，为什么人们不能乐无止境、一直保持快乐的感觉呢？研究表明，快乐是对行为有指导作用的奖赏机制。一旦人们的行为满足了身体的某种需要，快感就会油然而生，在饥肠辘辘时进餐，在口干舌燥时喝水，在疲惫不堪时休息，都能使人们感到愉快。由此可见，快乐的作用是帮助人们根据身体的需要选择适当的行为。不过，倘若人或动物过于

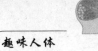

沉浸在某种行为带来的快感中，那么对他或它的生存和发展显然是不利的。比如，一头动物如果过分贪恋于享受美食，那么它的警惕性会一落千丈，最终很可能会成为其他动物的腹中之物。为此，快感系统中存在着一定的制约机制，免得人们乐极生悲，在快乐中不能自拔。

神经学家指出，人体的大脑可借助两种方式抑制快感：一种是直接降低能传递快乐的化学物质的浓度；另一种是通过脑部压力系统释放特殊的化学物质，对快感进行抑制。在人脑的严格控制下，每个人也就有了一条"快乐底线"。即使他已"乐不思蜀"，最终还得回归这条底线。

科学家告诫人们，追求快感应有一定的节制，切莫为此而迷恋赌博、吸毒等行为，对自己的快感系统造成极大的损害。一旦快感系统彻底崩溃，这个人可能再也无法享受快乐。

个人空间

进入阅览室的读者，几乎都喜欢找一张无人的桌子，不希望再有人坐到这张桌子边上来。如果有人坐在公园的长椅上，见另一位游客往自己边上一坐，他也许会反感地把身子往椅子另一端挪一挪，或者悻悻离去。诸如此类的现象说明，每个人都需要个人空间。通常，这个个人空间是不容侵犯的。

心理学研究揭示，不同民族和文化背景的人，对人际交往中空间距离的远近有不同的习惯。英国人和瑞典人交谈时相互间站得较远；希腊、意大利等南欧人，相互间站得较近；南美人和巴基斯坦人相互间站得最近。美国心理学家爱德华·霍尔专门从事个人空间的研究。他发现，素不相识的北美人相互交谈时会保持70厘米以上的距离，而南美人交谈时的距离会近一些。在一间12米长的空房间里，互不相识的一位北美人与一位南美人正在作简短交谈。到交谈结束时，北美人也许已退到房间的一端了。那是因为南美人在谈话时习惯靠近一些，对此北美人感到不自在，为了保护自己的个人空间，他必然会后退，以便保持他认为合适的距离，一退再退，最后他便退到了房间的一端。

心理学家发现，女子之间比男子之间会站得更近一些。人们经常可以看到，两位女士手牵着手在大街上漫步。在等候公交车时，她们甚至会相拥在一起，抵御风寒。要是两个男子走路时勾肩搭背、亲密无间，就可能引起旁人侧目。

研究还表明，人际交往中的空间距离还与两人的相识和亲近程度有关。在电影院里，从观看者的坐姿和头部保持的距离，也能看出这种差异。靠得最近的，往往是热恋中的男女青年。当然，彼此间的距离与谈话的内容也密不可分。一般性的社交谈话彼此间站得比较远，商量比较重要的事时间距就明显缩短了。

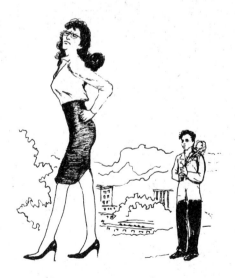

人类对个人空间的需求是一种本能。每个人都不希望陌生人离自己太近，因为这样会感到不安全。比如，在路

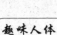

上行走时,有个人紧紧跟在身后,被跟者就会觉得奇怪,甚至开始加快脚步。

人们对个人空间的需要并不是绝对的。在不同的场合和时间,个人空间是不一样的。在公共汽车上,拥挤不堪时与乘客稀少时个人空间的大小显然不同。拥挤时若两个乘客站得很近,双方都会将头略微转向一方,避免目光的接触。

个人空间是客观存在的。人们应该注意自己的个人空间,并尊重别人的个人空间。

心理暗示的威力

有人因为偏头痛到医院就诊,医生郑重开处方,并再三叮嘱一定要按时服药。病人取了数包白色粉末回家,服后顿感头痛消失。其实,这粉末是毫无药效的"安慰剂"。安慰剂只是完全没有药效的中性药剂。在这个虚构情景中,实际上是病人坚信自己的病情会在医生的治疗下好转的心理暗示产生了微妙的疗效。

何谓暗示?心理学家认为,无论是他人暗示还是自我暗示,都是通过无意识的心理活动对人的情绪和意志产生影响,在这一过程中也会引起生理上的各种变化。

暗示的作用是很奇妙的。美国有个电气工人,在四周布满高压电器设备的工作台上工作。虽然采取了各种必要的安全措施,但他心里总是焦虑不安。一天,此人在工作台上碰到了一根电线,立即倒地而死。之后,人们惊奇地发现,这个不幸的工人触碰电线的时候,电线中并没有电流通过。原来,他竟是被害怕触电的自我暗示杀死的。

暗示又会创造奇迹。据报道,19世纪40年代,法国有个退役士兵,曾像神医一样名扬天下。有个单腿瘫痪的病人向他求诊,他严厉地瞪了来人几眼,突然大声命令道:"起立,扔掉拐杖!"奇怪的是,病人把拐杖一扔,果真站了起来,并迈步行走了。当然,这位士兵无法治好所有腿瘫痪的病人,但确实有人被他治愈了。据分析,这些人的腿瘫痪与神经系统的疾病有关。

苏联有位出色的演员毕甫佐夫,他平时总是口吃,可是一登台演出,说起话来就十分流畅。原来,这位演员暗示自己,在舞台上讲话和表演的不是他,而是另外一个人——剧中的角色,这个人是不口吃的。

心理学家曾做过一个有趣的暗示实验,实验的主角是个长相平平的女大学生。心理学家请她周围的同学密切配合,在往后的日子里,都说她长得漂亮,很有气质。三个月后,奇迹果真出现了:姑娘的双眼充满活力,嘴角挂着笑容,眉宇间洋溢着自信和快乐。这是因为她感受到他人的期望,便自我肯定"是的,我很美",为了不让别人失望就会做得更好。

为什么暗示会有如此奇特的作用?心理学家对此作了研究。研究结果表明,安慰剂不仅有心理作用,还能像真实的药物一样,使人体产生相应的生理变化。比如,安慰剂能像止痛药那样,促使人体中可止痛的内啡肽的释放。中国心理学家在2008年发表的研究报告中指出,暗示会通过心理因素对大脑的生理状态产生调节作用。

可见,心理因素和社会因素对人的行为,对疾病的产生和治疗,有着一定的作用。人们不妨多给自己一点积极暗示,要知道积极乐观,知足常乐,心诚则灵!

人的第五感觉

人体有五大感觉：视觉、听觉、触觉、味觉和嗅觉。据统计，人们在日常生活中得到的信息 90% 以上来自视觉，其次是听觉和触觉。味觉在人的生活中也显得很重要。唯独嗅觉常被放在相对次要地位。传统生理学甚至把人的嗅觉看成是正在趋向退化的原始感觉。然而，近几十年来一系列新的研究揭示了嗅觉在人认识世界中的独特作用。

1978 年 10 月的一个阴雨天，在美国芝加哥市街头，33 岁的数学家戴维·格里芬不幸被一辆运货卡车撞倒。他的头颅骨受了伤，被送进医院抢救。8 天以后，格里芬康复了。但车祸给他带来了无法弥补的损失——大脑和鼻子之间的神经联系中断了。他完全失去了嗅觉。有一次他所住的大楼失火。他没有嗅出空气中刺鼻的烟味，直到听见邻居大喊大叫才逃了出来。

据统计，15 个脑外伤病人中就会有 1 个丧失嗅觉。此外，流行性感冒、脑瘤和过敏性疾病等，也很可能会使人暂时或永远丧失嗅觉。科学家作了一番推算，全世界约有 5 000 万人生活在没有嗅觉的世界。

嗅觉是怎样产生的呢？鼻子是人体唯一的嗅觉器官。在鼻腔上部不到 5 平方厘米的黏膜上，分布着 500 万个嗅细胞。它们像无数悬垂着的小棒槌，每个棒槌上有 2 ～ 6 根纤毛。这些纤毛像美丽多姿的水草，在鼻黏膜的波浪中摆动，伺机"捕捉"进入鼻腔的气味。

接触到气味物质分子后，它们便向大脑报告，于是人们就知道：这是芬芳的牡丹花，那是烧焦的橡胶……

人的嗅觉有很大的随意性。在日常生活中，人的嗅觉大门总是敞开着，听任各种气味，无论是香的和臭的，愉快的和不愉快的自由出入。而人的鼻子对于各种气味，也会不加选择地"照单全收"，不管吸进来的气味对人体是否有害，也不管体内将怎样应付它们。

嗅觉是什么时候形成的呢？过去认为，人一来到这个世界上，嗅觉器官便开始工作了。有研究成果表明，胎儿在母腹中就已经有了嗅觉。

每个人嗅觉的灵敏程度是不同的。美国宾夕法尼亚大学的科学家，把 1 158 个女子和 799 个男子按性别和年龄分成几个组。然后，让他们去分辨薄荷、香皂、丁香花、菠萝、奶酪、馅饼、洋葱等气味。结果表明，无论在哪个年龄组中，女子的嗅觉都比男子灵敏。即使在少年儿童中，女孩的嗅觉也比男孩敏锐。在不同的性别组中，30～59 岁的人嗅觉能力最强，60～80 岁稍微弱一些，80 岁以上的人嗅觉能力就相当弱了。

科学家还发现，人刚睡醒时嗅觉比较迟钝，起床 1 小时后鼻子开始灵敏起来，4 小时后最敏感。与饱肚时相比，饥肠辘辘时鼻子要灵敏得多。室内工作的工人比户外作业的人嗅觉要好一些。通常，吸烟者的嗅觉会有所减退。

历经 15 年的精心研究，两位美国科学家终于在探索嗅觉的奥秘中取得了突破性的发现，并获得了 2004 年诺贝尔生理学或医学奖。他们发现，人类能识别和记忆各种气味，应归功于大约 1 000 种基因，这些基因的综合能力的强弱，决定了嗅觉的灵敏度。

男人味，女人味

2009 年的贺岁电影《女人不坏》是一部关于爱情、女性、时尚的喜剧片。电影中有三个不坏的女人，她们与爱情绝缘。欧泛泛是个智慧型丑小鸭，她发明了控制爱情的利器——费洛蒙黏胶，终于如愿以偿让心上人爱上了自己，然而最后竟弄巧成拙了。唐露很妖娆，铁菱很摇滚，她俩在不经意间获得了费洛蒙这个爱情宝贝后，生活和爱情竟风云突变，犹如一团乱麻。

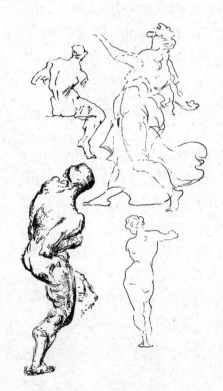

费洛蒙究竟是何方神圣，何以成了爱情的秘密武器？动物世界中，昆虫会将某种气味物质分泌到体外，引起同伙的生理和行为反应。这种物质就叫费洛蒙，生物学家称之为"外激素"，又称"信息素"。比如，在蚂蚁大家庭中，蚁后负责产卵和繁殖后代，但不能自食其力，需要工蚁来饲养。于是，蚁后便释放带有某种气味的外激素，招引饲养它的工蚁。动物在求偶的时候，也常常靠外激素牵线搭桥，吸引自己的异性伙伴前来相会。

过去人们一直深信不疑：人体是没有外激素的。也有人认为，人体有外激素，但只存在于胚胎时期。然而，一些奇特的现象，引起了科学家的注意。在女子学校里，清一色的女学生长期生活在一起，不少人发生了月经不调，药物治疗竟毫无效果。令人不解的是，有的女学生偷偷外出与男友约会后，月经不调却不药而愈。长期出海捕鱼的大多是男子汉。离家的时间长了，他们就会变得暴躁不安，常为一点小事而大吵大闹。然而，一旦返回渔港与妻子团聚后，他们的暴躁情绪马上就会平息下来。科学家发现，这些微妙的现象是人体外激素造成的。也就是说，人类和动物一样，也有外激素。

在发现外激素的功臣中，首屈一指的要数美国生物学家戴维·伯利纳了。20世纪60年代，伯利纳在盐湖城犹他大学医学院从事人体皮肤的研究。他借助骨折病人掉落在石膏上的皮肤碎屑，揭示皮肤的成分，并把高度提纯的皮肤细胞放在实验室的瓶子里。有一天，伯利纳在打开一个瓶子后忘记关上了。不一会儿，他注意到实验室的气氛不一样了，人们紧张的情绪松弛下来了，一张张冷漠的脸都变得十分和善、友好，实验室里充满了笑声。后来，伯利纳把瓶口盖上，令人不可思议的是，人们很快恢复了原状。实验室里为什么会出现这一反常现象呢？这位生物学家百思不得其解。直到20世纪80年代，伯利纳才意识到，当年实验室里的人之所以会感觉良好，原来是皮肤上的人体外激素的奇妙作用。

人体是怎么感受肉眼视而不见的外激素的呢？美国丹佛科罗拉多大学医学院的两位学者在这方面做了深入研究。其中一位是耳鼻喉科专家布鲁斯·杰菲克，另一位是细胞生物学家戴维·莫伦。他们发现，人的鼻中隔两侧都有两个小小的凹窝，它们是人体感受外激素的器官。人体中枢神经系统的一个部位(下丘脑)接受这一信息后,会引发一定的情感或反应。

人体外激素是由腋窝、头面部、胸前部和生殖器部位的外分泌腺分泌出来的。它们与汗腺分泌的汗液混在一起,构成了每个人特有的气味。

男人味和女人味是不一样的。男性的外激素主要是雄甾酮,他们的身体会散发出类似麝香的气味。女性的外激素主要是雌二醇酮,她们的身体会散发有牛奶香的甜味。男子皮肤中这类腺体的数量多,分泌量大,所以体味比女子浓烈。

种族不同,体味及浓烈程度也不一样。黑人的外分泌腺最丰富,体味最浓;白人次之;黄种人腺体最少,体味也最弱。不同国家的人,体味的差异也较为明显。

近年来的研究表明,外激素正在悄悄地影响着人们的行为。有人用不同的香水喷洒一家音乐厅的椅子和节目单,结果,光顾那儿的女子几乎都鬼使神差般向喷过麝香香水的椅子走去,并拿走喷过同样香水的节目单。原来,这种香水含有男人的外激素。

外激素对人的情感等心理活动也颇有影响。热恋中的男女,外激素的分泌异常旺盛,此时姑娘的体表会散发出令恋人神魂颠倒的幽香,它像一根无形的绳索,把双方紧紧地吸引在一起。

目前,关于人体外激素的研究正在进行之中。也许不久的将来,人们将利用人工合成的外激素进一步控制人的心理、情绪和行为,治疗忧郁症和性功能障碍等疾病,甚至在不见硝烟的商场竞争中大显身手。

瞳孔不说谎

人的眼睛一向被视为"心灵的窗口"。人们往往可以透过一个人的眼睛看到他内心的秘密,所以鲁迅先生说:"要极省俭地画出一个人的特点,最好是画他的眼睛。"

眼睛能反映一个人的精神面貌。内心纯真、聪颖、智慧的人,他的目光会显得明亮、纯洁、深邃;内心空虚、狡诈、狂妄的人,他的眼神就会显得黯淡、浑浊、浅薄。有人曾作过一番统计,大文豪托尔斯泰在作品中描写过 85 种不同的眼神,用来揭示人物的内心世界。

近年来,不少科学家认为,真正的"心灵之窗"并不是眼睛,而是眼睛中的瞳孔。瞳孔是眼球前面中央的圆形小孔,是光线进入眼睛的窗户。它能控制眼睛的进光量。

通常,瞳孔直径的变动范围是 2.44 ～ 5.82 毫米,一般人平均为 4.14 毫米。小于 2 毫米的称为"瞳孔缩小",大于 6 毫米的叫作"瞳孔扩大"。缩小和扩大的极限,分别是 1.5 毫米和 8 毫米。10—19 岁青年的瞳孔最大;20—50 岁的人,在阳光下瞳孔 2 ～ 3 毫米,到老年又再缩小。一般,男子的瞳孔比女子略小一些。白天,人处于活跃、情绪紧张和恐惧状态时,瞳孔会扩大;睡觉、安静或感到疲劳时,瞳孔就会缩小。

瞳孔的变化可以反映一个人的情感变化。这是美国心理学家赫斯偶然发现的。1960 年的一天晚上,赫斯躺在床上翻阅一本精美的动物画册。当时卧室里的光线并不暗,可是赫斯的妻子突然发现,丈

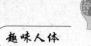

夫的瞳孔一下子大得出奇。这是为什么呢？赫斯百思不得其解。临睡时，他忽然想起：也许瞳孔大小与人的情绪反应密切有关。

次日早晨，赫斯带着一张漂亮女子画像和一些美丽的风景画来到了实验室。他让一位助手看这些图，而自己则注意察看助手的瞳孔。助手的瞳孔明显扩大了，赫斯发现助手原来在看那张美貌女子像。看来，瞳孔与情感确实有着不解之缘。

紧接着，赫斯又做了一系列实验。他让参加实验的人观看放映在屏幕上的一组图画，并用摄影机录下他们的瞳孔状况。结果表明，当屏幕上出现活泼可爱的婴儿时，母亲们大感兴趣，瞳孔明显扩大；而当出现凶恶的鲨鱼时，人们普遍感到厌恶，瞳孔一下子都缩小了。实验者在屏幕上看到战场上阵亡的血肉之躯、集中营里成堆的尸体时，瞳孔先是大为扩张，接着马上缩小了，这反映了一种震骇的情绪。赫斯由此得出结论：人们在观看令人高兴或感兴趣的东西时，瞳孔会放大；而看到让人害怕或讨厌的东西时，瞳孔会缩小。

扩大的瞳孔往往意味着兴趣和欢愉之情。"月上树梢头，人约黄昏后。"男女恋人常把约会安排在幽暗处，这时双方的瞳孔扩大，更具魅力。

通过瞳孔的大小变化可以了解人的一些心理活动。科学家们做了一项实验，实验中，有 10 个人已禁食四五个小时，另有 10 个人一小时前已吃过食物。分别在他们面前摆上美味佳肴后，前者瞳孔扩大 11.2%，后者仅扩大 4.4%。他们对食物需求程度的差异，已显而易见了。

瞳孔是不会说谎的，瞳孔反应已成了揭示人们思维活动的一条可靠途径。让一个青年学生心算不同的算术题，每当问题提出时，他的瞳孔就开始扩大，找到答案时瞳孔达到最大程度，然后迅速缩小，直到说出答案瞳孔才恢复原状。一个人讲实话时，心里比较平静,瞳孔便处于正常状态;而编造谎言时,瞳孔会由于心里紧张而放大。所以有些父母在判断孩子有没有撒谎时,常说:"看着我的眼睛"——根据孩子瞳孔的变化,确定他是否在说谎。

瞳孔的变化常被魔术师和珠宝商所利用。有些玩"猜牌"戏法的魔术师,在出示纸牌时,总是盯着对方的眼睛,经过仔细琢磨后,他就能知道对方要的是哪张纸牌。有些珠宝商也有这种本领,在顾客挑选商品时,一直望着顾客的眼睛,然后便断定这位顾客已对某件珠宝产生了兴趣。其实,他们是在观察对方眼睛中的瞳孔。因为人看到心中想要的纸牌或喜欢的珠宝时,情绪不免会激动,瞳孔也就随之放大,这就把他的内心活动"和盘托出"了。

中国有句俗语叫"看眼色行事",反映的也是这个道理。但是,也有一些人的眼睛是难以观察的。已故的阿里斯多德·亚纳西斯是世界著名的谈判家。在与人谈判时他总是戴着那副"庄重"的墨镜,这么一来,他的瞳孔就不会泄露天机,不会把他内心的真实思想情绪暴露给对方了。

眨眼泄天机

1973年8月22日,正被"水门事件"所困扰的美国总统尼克松,举行了一次记者招待会。这次招待会通过电视向全国作了实况转播。尽管当时尼克松已焦头烂额,但在记者招待会上,他仍显得十分镇定。"政府是否有什么限制性的措施,以保证证据不被已受非议的总统藏匿呢?"当与会的一位记者提问时,一直泰然自若的尼克松有

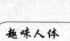

点心慌意乱了。他的言辞虽仍很强硬，眼睛却不由得眨个不停，每分钟高达三四十次。在不知不觉中，尼克松已将内心的惶恐和焦虑在电视屏幕上向国人暴露无遗。

眨眼也会泄露天机吗？是的。这里不妨从高等动物和人类的这项专利谈起。鱼、青蛙等动物是不会眨眼的。猫、狗等哺乳动物已经会眨眼，不过速度很慢，能清楚地看到它们的眼帘像幕布那样缓缓地垂下来。猿猴眨眼的速度快多了，但仍然无法与人相比。在清醒时，每个人都会不停地眨眼睛。据统计，一个正常人每分钟会眨眼10～20次，每次历时0.2～0.4秒。一天之中，除了8小时睡眠时间，一个人共眨眼14 400次左右。

人的眨眼可分为三类：生理性眨眼、反射性眨眼和心理性眨眼。生理性眨眼主要用来保护眼球。它能把泪液均匀地涂在眼球前方的角膜和结膜上，使之保持湿润。要知道，角膜必须经常浸在泪液里，要不然就会变得干燥而混浊，使人看不清东西。泪液还能冲刷和清除眼球上的灰尘等杂物，使眼球保持清洁。

灰尘飘入眼内时，或面前一只气球突然爆破时，眼睛会不由自主地眨上几次。突如其来的雷鸣声、强光的照射、意外的袭击，也会使人在大吃一惊的同时频频眨眼。这些都是反射性眨眼。这类眨眼出于人体自我保护的本能，可以保护眼睛免遭伤害。

据研究，人的生理性眨眼的次数是不多的。比如，新生婴儿对眨眼的生理需要，只不过两分钟一次。在一天中，人反射性眨眼的次数也是屈指可数的。可见，人频繁眨眼肯定还有第三种需要或原因，这就是引人注目的心理性眨眼。心理学家揭示，眨眼与人的心境和思维活动有着密切的联系。

研究表明，人在警觉的时候眨眼的次数会减少。当你津津有味地阅读小说时，每分钟只不过眨眼6次左右。当你骑着自行车经过闹市区时,眨眼的次数也会相应减少。汽车驾驶员在超车时,会全神贯注地注视前方路面的情况,并留意身旁反光镜中的动静。此时他的眨眼次数会减少。美国华盛顿大学圣路易分校的心理学家约翰·斯特恩,对飞机驾驶员的眨眼情况作了研究,通常驾驶员每分钟的眨眼次数,总是比身旁的副驾驶员少。有趣的是,如果他们彼此换一下座位,眨眼的情况也会跟着发生变化。

疲劳对眨眼也很有影响。人感到疲乏不堪时,眨眼的频率会明显增加,而且眨眼时从闭眼到睁眼的时间也会明显延长。人越是疲倦,眨眼时闭上眼睛的时间就越长。

此外,焦虑、不安和怀疑等精神状态,也会增加人的眨眼次数。在课堂上,学生站起来回答老师的提问时,眨眼的次数会增多;如果这是一个很难回答的问题,那么他的眨眼次数便大为增加。当人们对某件事持怀疑态度时,常会下意识地频频眨眼。遇到麻烦时,人的眨眼次数也会增加。

味觉失常和味觉超常

味觉往往会因人因时而异。成年人的舌头上,有一万多个味蕾。其中,女子比男子多一些。儿童的味蕾比成人多。老人的味蕾减少了,味觉自然会差一些。

人在饥饿时,味蕾处于兴奋状态,吃东西特别香。酒足饭饱以后,味蕾受到抑制,那时吃东西就不"香"了。有趣的是,味觉也有"疲劳"的时候。刚开始吃放糖的赤豆汤时,会觉得很甜,可吃到后来,就感到不那么甜了。

在不同的温度下,味觉会发生一些变化。在37℃左右吃甜食感觉最甜,温度过高或过低都会使甜度下降。比如,吃融化的冰激凌会感到甜得发腻,吃未融化的却很可口。咸味和苦味会随着温度的上升而减轻。比如汤药,温热时还比较好喝,一旦冷了就会觉得苦不堪言。咸味也是如此。只有酸味比较稳定,在10～40℃时都没有什么大变化。

人在品尝滋味时,嗅觉也有一定作用。苹果泥的滋味和土豆泥是不一样的,但是如果捏住鼻子,再先后尝一下这两种食物,就会觉得它们的味道相差无几。

同样一种食物,不同的人会品出不同的味道,这是因为人的味觉敏感性往往有很大的差异。有极少数人会出现味觉失常,如美国有个叫弗尼尔的男子,吃苹果时会觉得有米饭的滋味;新鲜牛奶在他的嘴里出现了变质啤酒的怪味。

也有少数人是味盲。美国医学家阿瑟·福克斯既是味盲的发现者,又是个味盲者。1932年,福克斯博士和助手诺勒在实验室里配制一种叫苯硫脲的有机化合物。福克斯偶然发现,自己对苦味浓烈的苯硫脲竟毫无苦感,而诺勒稍微尝了一点便叫苦不迭。他在许多人中进行试验,发现有少数人确实尝不出苯硫脲的苦味。味盲是一种遗传性疾病,大多数味盲者像福克斯那样,只是丧失苦味感觉,也有个别人没有任何味觉,食不知味,一辈子也不知道什么叫味道。

世界上另有一些味觉特别灵敏的人。品茶师只要喝一口茶,就可以说出茶的名称、产地和采制时间;品酒师只要抿一点酒,再经舌头品过,就可说出酒的度数、制酒原料、出酒率以及它是哪年酿成的,等等。据说,加拿大的一位厨师更"牛",一吨清水中只加了一滴醋,他的舌头竟然也能分辨出来。

生命宴席上的滋补品

莎士比亚把睡眠比作生命宴席上的滋补品,这是很有道理的。

2019 年 3 月,中国睡眠研究会发布了《2019 中国青少年儿童睡眠指数白皮书》。白皮书显示,中国有 62.9% 的青少年儿童睡眠不足 8 小时,其中 13 至 17 周岁的青少年睡眠不足 8 小时的占比竟高达 81.2%。

一个人每天应该睡多长时间呢? 对于大部分成年人来说,每晚睡七八个小时就足够了。美国癌症协会作了一个调查,平均每天睡七八个小时的人寿命最长。与之相比,每晚睡眠时间不足 7 小时的成年人,死亡率要高出 47%;每晚睡 10 小时以上的成年人,死亡率要高出 15%。

然而,不同年龄的人,所需的睡眠时间是不同的。一般 1—3 岁每天需睡 14 ~ 16 小时,4—6 岁需睡 12 ~ 14 小时,7—9 岁需睡 11 小时,10—13 岁需睡 9 ~ 10 小时,14—20 岁需睡 8 ~ 9 小时,20 岁以上通常睡 7 ~ 8 小时,60—70 岁老人最好每天睡 8 ~ 9 小时,70—90 岁不少于 9 小时,90 岁以上要睡 12 小时。

睡眠不足不仅会影响人体健康,还会引发事故和灾难。美国《时代周刊》曾刊登过一篇文章《昏昏欲睡的美国》。该文披露:"成百万计的美国人通常只睡 6 ~ 7 个小时,甚至 5 个小时。""那些得不到足够睡眠的人不能进行思考,他们不能作出适当的判断,无法长时间集中注意力。"由此产生的后果是极为严重的。正像该文所指出的:"美国每年有 20 万起交通事故与打盹有关,一些重大的铁路和空中灾难也与睡眠不足有关。在所有工作场地事故中,人为错误占 60%～90%,而在人为错误中,睡眠不足是一个重要因素。"文章还说,睡眠不足也是学生成绩下降的一个原因。

据报道,世界上有极少数特别能睡的异常睡眠者。17 世纪的时候,英国有个嗜睡的青年名叫希尔顿,他一觉往往要睡一个月,最长的一次竟睡了一个半月。当他熟睡时,医生给他放血、火烫,竭尽全力也无法把他唤醒。英国人甘纳德身材高大,是深海渔船上的工作人员。一次他不幸被一根坠下的桅杆打伤头部,伤愈后便出现了奇特的冬眠现象。每年秋天他胃口大开,一天要吃六餐,像冬眠动物那样为过冬储藏养分。冬季来临了,甘纳德会沉沉入睡,整天躺在床上睡大觉。然而三个月以后,他又恢复正常,重新回到船上工作。医学家认为,这种嗜睡是严重的心理创伤和脑部疾病引起的。不论是什么原因造成的,嗜睡只出现在人脑细胞精疲力竭时。

令医学家们感到困惑不解的是,世界上竟有长年累月不睡觉的怪人。西班牙马德里附近的塞科维亚市的体育馆里,正在举行一次 48 小时不间断的足球循环赛。比赛一场接着一场,参赛的球队轮番上场,裁判员轮流"执政"。球迷们走了一批,又来了一批。就这样,比赛进行了两天两夜。在比赛期间,看台上只有一人连续观看了 48 小时,自始至终看完了全部比赛。此人名叫赫舒斯,是个不睡觉的奇人。赫舒斯 19 岁那年,当一次正常的睡眠被惊醒后,睡眠时间便日益减少。从 1955 年起,睡眠便同他无缘了。令人不可思议的是,他虽然长期不眠,却体格健壮,精力旺盛,毫无倦意。他每天努力工作,晚上也像常人那样躺在床上,但不是睡觉,而是读书、听广播或听音乐。太阳升起时,他和家人一样起床,开始又一天的工作。

法国著名的法学家列尔贝德,1791 年出生于巴黎。他两岁的时候,和父母一起去看国王路易十六被处绞刑的场面。突然,看台倒塌,他被压在下面,头盖骨被砸破了。列尔贝德从昏迷中醒来后,就再也无法入睡了。此后直至去世时,他整整 71 年没有睡过觉。

有些医学家认为,完全不睡觉的人是没有的,只是有少数人睡眠很浅,时间短暂,自己没有察觉而已。

梦 之 谜

梦始终是人们生活的一部分。生理学家认为,没有一个人从来不做梦。对于一个古稀老人来说,他至少有 5 年时间是在梦中度过的。然而,人们至今还没有完全弄明白:人为什么要做梦?梦究竟意味着什么?在生理学家和心理学家的努力探索下,梦之谜正在逐渐被揭开。

美国精神病专家费希尔说过:"梦是正常的精神病。做梦允许每个人在自己生活的每个夜晚都能安静地和安全地发疯。"那么,人们每晚究竟要花多少时间去"发疯"呢?现已发现,入睡者大约每隔 90 分钟做一次梦。起初梦的时间较长,后来时间缩短了,熟睡后便很少做梦。每个人每夜通常有 2 个小时的梦境。每次做梦平均约 10 分钟,有些可持续 20 ～ 35 分钟。据记载,到目前为止最长的梦境是 2 小时 33 分钟,这是 1967 年 2 月 15 日,一个叫卡士加登的美国人在芝加哥伊利诺伊大学的测试中创下的。

人为什么做梦呢?人的大脑约有 140 亿个神经细胞,入睡以后它们并非个个"安分守己"地处于抑制状态。在浅睡时,有些神经细胞可能会"自行其是",并接受内外环境的影响而兴奋起来。这时,梦便应运而生了。因为做梦时只有一部分脑细胞在活动,所以梦境往往不合情理。比如,高尔基曾梦见过两只没人穿的靴子在走路。

外界的刺激会引起做梦。人睡着后阳光照在脸上,可能会梦见熊熊大火;双足露出热被窝,可能会梦见自己在雪地上奔跑;被蚊子叮了一口,可能会梦见自己被刺了一剑。有时候相同的刺激会引发不同的梦。法国学者莫里经常看书看得疲惫不堪,一次他在蒙眬中梦见自己正在读书,看着书上密密麻麻的蝇头小字,感到非常吃力;而另一次他梦见自己正在帮着母亲拣芝麻。

身体内部的刺激也会引起做梦。正在发育的人可能会梦见自己正在空中飞行。有位气喘病人说,他呼吸通畅后也会做飞行的梦。如果睡着后膀胱胀满了,他就可能在梦中到处找厕所。

"日有所思,夜有所梦。"人们白天的思虑或愿望,有时就会在梦中出现。学生会梦见老师和考试;律师会梦见法庭、法官和罪犯;医生会梦见手术室、医院的走廊和穿白大衣的护士。南宋爱国诗人陆游盼望能为国家守卫边疆,便出现了"铁马冰河入梦来"的情景。

为什么人们常在梦中又跑又跳,却通常不会从床上摔下来呢?因为这时虽然大脑主管运动的部位很兴奋,但是它与四肢等身体其他部位的联系被切断了,因而人们无法将梦境"付诸行动"。

为什么人们在醒来后往往记不住自己做过的梦呢?一般,人一觉醒来会忘记梦中的大部分或全部内容。据分析,这可能是因为新做的梦会干扰前面做过的梦,所以醒来后最多只能记住最后一个梦;也可能是因为睡梦中,大脑负责记忆的部位是不活跃的;还可能是因为做梦者会无意识地抑制引起焦虑的梦境。

大自然为什么要让人做梦呢?做梦对人有什么好处?对此,心理学家们众说纷纭。有的认为,梦的主要作用是捍卫睡眠,将外界的声响整合入梦以后,人就不大容易被惊醒了。有的主张,做梦时大脑会把记忆材料进行归纳和整理,因而能强化记忆。也有的觉得,做梦对未来有提示作用,此时大脑"一门心思"进行重大问题的思考,并把思考的结果幻化成梦,提请做梦者注意。还有的认为,梦是潜意识的反应,通过对梦的分析可以了解潜伏在人心最底层的本能需要。

梦中灵感

有时候,梦中会出现灵感,使人有所发现,有所创造。英国剑桥大学的胡钦逊教授曾对许多科学家作过调查,结果 70% 的学者承认自己从梦中获得过启示。瑞士日内瓦大学的福娄利教授调查了 61 位数学家,有 51 位坦言不少疑难问题是在梦中得到解答的。

1619 年 11 月 10 日晚上,法国大科学家笛卡尔做了个梦。在这些日子里,笛卡尔一直在朝思暮想,怎样把代数和几何巧妙地结合起来。笛卡尔的梦中出现了一只苍蝇,它在空中飞来飞去,身后是飞行时形成的各种各样的曲线。苍蝇停在空中时,则留下了一个黑点。笛卡尔猛然醒来,梦中的情景为他提供了启示。他想,一只苍蝇停在空中,就像平面上的一个点;它飞行时形成的曲线,可以看作各种图形。他又想到,古希腊一位天文学家用经线和纬线相交的方法,确定地球上某一点的位置。笛卡尔豁然开朗,终于建立了直角坐标系,创立了数学的新分支——解析几何。

1865 年,德国化学家凯库勒为解开苯的分子结构式冥思苦想而不得其解。一次,他在马车里进入了梦乡。在 1890 年的科学讨论

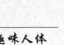

会上，凯库勒是这样描述这个著名的梦的："……原子一再在我面前旋转……像蛇一样盘绕。突然，事情发生了。一条蛇咬住自己的尾巴，并组成一个环状体，在我眼前旋转。我仿佛被雷电击中，醒了过来。"他回味着这个梦，忽然想到，苯的分子结构可能是环形的。后来经过进一步的研究，他发现，苯的结构式确实是六个碳原子组成的环形。

德国生理学家洛伊早在 1903 年就对传统的心脏搏动理论提出了异议。他认为，心脏可能不是直接受神经的控制，而是受到了神经释放的化学物质的影响。然而，当时他的想法比较零散。1920 年的一个夜晚，他做了一个梦，醒来后匆匆作了记录。可是因为写得太潦草，第二天清晨他自己也看不清楚了。幸好当天晚上又做了同样的梦，他一惊而醒，直接走进实验室，用动物实验证实了梦中的启示。最后他发现，这种化学物质就是乙酰胆碱，并因此而获得了诺贝尔奖。

19 世纪美国发明家豪威在发明缝纫机时，也得到了梦的启发。一天晚上他做了个怪梦，梦见一个野蛮人举着长矛向他刺来。矛头上一个眼睛形状的孔，引起了他的注意。惊醒后他茅塞顿开，一举解决了缝纫机的针眼问题。

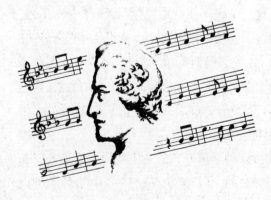

艺术史上，也有一些在梦中获得灵感的事例。法国国歌《马赛曲》系法国炮兵军官德利尔梦中的作品。那时他有了创作的激情，却苦于找不到理想的旋律。一次德利尔在琴旁睡着

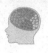

了，梦中思潮澎湃，出现了雄壮的旋律。醒来后，他将记忆中的歌曲和歌词记录下来，经过一番推敲和修改，震撼人心的《马赛曲》便应运而生了。

意大利著名作曲家塔蒂尼的梦更为有趣。一次，他梦见自己把小提琴交给一个魔鬼演奏，这魔鬼竟然奏出了美妙的旋律，使塔蒂尼赞叹不已。醒来后，他立即记下了曲谱，这就是后来经常被演奏的《魔鬼的颤音》。

尽管有些心理学家对这些故事的真实性表示怀疑，但是梦确实有可能为发现和创造提供灵感。为什么梦中能进行创造性思维呢？这是由于那时排除了外界的干扰，摆脱了逻辑思维和各种成见的束缚，白天艰苦的思索在梦境中继续下去，于是往往能豁然贯通。要知道，梦境中的创造性并不是偶然的。这是对以往经验的理解和综合，是创造者长时间辛勤努力的结晶。

噩梦报病

很早以前，人们就已认识到，有些噩梦会预报疾病。古希腊学者亚里士多德和西方医学奠基人希波克拉底都曾举例说明：某些梦和某种疾病有关。唐代医学家孙思邈在《备急千金要方》中指出，胆有病，"则卧不安席，小便亦黄，时常噩梦，梦与死人共饮食"。南宋陈言《三因极一病证方论》有"及因事有所大惊，梦寐不祥，登高涉险，致神魂不安，惊悸恐怯"的说法。

现代梦科学的研究者也发现梦确实能预示身体的某些潜在疾

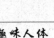

病。苏联的神经心理学家卡萨特金曾收集1 400多人的23 700多个梦的资料，经分析认为，梦中的大脑能预知早期甚至更早的某种病变，而这种疾病要在几天、几周、几个月后才表现出来。一次，一位朋友写信给他，说总是梦见自己吃臭鱼、烂虾等腐烂食物。卡萨特金便建议他去检查一下胃是否正常，结果那位朋友发现自己果然有胃炎。

事实说明，噩梦与某些疾病确实有一定的联系。有一个男子连续三个晚上做噩梦，梦的内容大致相同：他感到自己被人用手或绳子扼住了颈部。第四天他去请教医生，经检查他的咽喉部长了个小脓肿。另有一位工程师，几乎每晚都梦见一座尚未完工的楼房摇摇欲坠。一次，他又梦见这座楼的屋顶突然倒塌，石块飞落下来，砸在他的胸口上。医生检查后发现他已患了心脏病。

反复出现的噩梦可以预报疾病。总是梦见蜘蛛、毒蛇等可怕的动物，往往是皮肤将起疹的预兆；梦到耳旁喇叭高鸣或子弹从头部穿过，可能是头部病变的征兆；梦见自己走路不稳，身体扭曲，肢体沉重，并伴随窒息感，且会突然惊醒，可能是心绞痛的先兆；梦见腾云驾雾、面目狰狞的恶人，也许是循环系统疾病的前兆；梦见有人突然从背后踢一脚，或在腰部被刺上一刀，醒后感到被踢或被刺的腰部仍在疼痛，也许是腰部或肾脏有潜伏的病变……

研究表明，噩梦常频频出现于人们发病之前。比如，黄疸病人在消化紊乱症状出现前一个月左右，常做与饮水进食有关的梦；肺结核病人在临床症状出现前一两个月，常做身负千斤重担远行的梦；高血压病人在明显症状出现前两三个月，常做身陷火窟、无法脱身的梦；脑肿瘤病人在发病前一年多，常做恶魔敲打头部的梦。

为什么噩梦能预报疾病呢？这是因为白天的时候，外界信息如潮水般涌来，人体内部的微弱信息常被掩盖起来。而夜晚睡眠时情况就截然不同了：大脑平静下来了。这时，它对疾病早期的微弱刺激比较敏感。因而，这些信息有可能借助梦境曲折地反映出来。

夜游神

梦游——睡眠中的无意识行为，是那么神秘和离奇，使人感到不可思议。古今中外许多学者都把梦游者称为"夜游神"。

2005年6月25日凌晨，伦敦南部郊区达尔维奇镇警局接到举报，称有个女孩蜷缩在附近一建筑工地几十米高的塔吊上，她可能想自杀。警方和消防队闻风而动，赶往现场。然而，当一名消防队员小心翼翼地爬到那女孩身边时，却发现她睡得正香。最后，警方用液压升降机把女孩接了下来。事后才知道，原来这名15岁的女孩是个梦游者。当天她入睡后梦游，不知不觉来到建筑工地，又一步一步爬上塔吊，走过一段狭窄的吊臂后在中间睡着了。

梦游者并不少见，但一般儿童多于成人。18世纪法国著名作家伏尔泰有位朋友是个梦游者，这是伏尔泰偶然发现的。一天晚上，伏尔泰经过这位朋友的住所，顺便去看看他。开门的仆人说："主人已安睡了。"可是床上空空如也，四处寻访也未见主人的踪影。此后，伏尔泰就留神观察这位朋友的"夜游行动"。他在笔记中写道："有一次，我尾随着他整整两个半小时。他先从平时不大出入的后花园小门走出去，并沿着后门外的小溪兜了一个圈子，从一座平时不大走的小木桥过小溪，进入树林。他在树林中随意地兜圈子，有几次头碰到了树枝，他就后退几步，重新换个方向走。还有几次他被石头和树

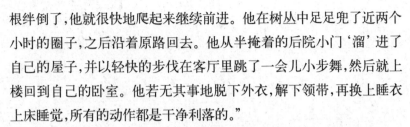

根绊倒了，他就很快地爬起来继续前进。他在树丛中足足兜了近两个小时的圈子，之后沿着原路回去。他从半掩着的后院小门'溜'进了自己的屋子，并以轻快的步伐在客厅里跳了一会儿小步舞，然后就上楼回到自己的卧室。他若无其事地脱下外衣，解下领带，再换上睡衣上床睡觉，所有的动作都是干净利落的。"

梦游究竟是怎么回事呢？原来，一个人做梦时，大脑同清醒的时候一样，仍然会向肌肉发号施令。比如，梦见失火时，大脑会命令双腿快跑。不过，在正常情况下肌肉是接不到这一命令的。所以，要不是被噩梦惊醒，做梦者仍然好端端地躺在床上。要是一个人的脑功能出现了异常变化，大脑的命令顺利地传到了肌肉，就会将梦境变成现实，出现身体力行的梦游现象。研究表明，绝大多数梦游发生在半睡半醒状态，这时并没有做梦。因而确切地说，这不是梦游，而是"睡行"。

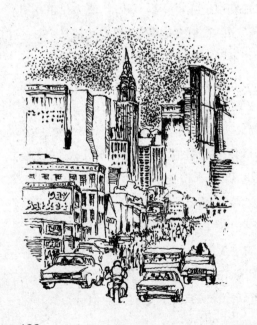

梦游者的举动各不相同。奥地利维也纳有一位家庭主妇会在睡眠中去一家日夜商店购买东西。令人不解的是，这位平时购物很有分寸的妇女，在梦游中却会大手大脚地买东西。英国的一位农民会在睡眠中，把兽医请到家里给牛治病。美国一位服装商在梦游中，会爬上一百几十级弯弯曲曲的台阶，到河边去钓鱼。

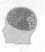

更离奇的要数秘鲁的马他尼城了。该城有一万名居民，每到深夜街上便显得特别热闹：有许多人走来走去，有的在跳舞，有的在尽情表演。其中，有不少是身穿睡衣的梦游者。为此，这座城市被称为"梦游城"。瑞士科学家已经发现了一种与梦游有关的基因。据分析，马他尼城的情况可能与遗传方面的因素有关。

梦游是一种非常奇特的生理和心理现象，它与情绪障碍无关，儿童梦游甚至都算不上病态。

诱发梦游的因素多且复杂。除遗传外，精神压抑、睡眠过深、儿童大脑皮质发育延迟等因素都可导致梦游现象的发生。

野兽带大的孩子

1920 年 10 月 9 日，一位名叫辛格的印度传教士和他的两位欧洲朋友来到了加尔各答附近的霍达木里村。那里的农民说，近两三年来这儿的森林里出现了两个"妖怪"，它们的模样十分可怕。村里人清晨或黄昏路过这里的时候常被"妖怪"吓得"魂不附体"。

耳听是虚，眼见为实，辛格决定到现场去一探究竟。夕阳西下，他和两位欧洲朋友在"妖怪"出没的地方埋伏了起来。月亮升起来了，他们听到了一阵狼嚎声，紧接着三只老狼从白蚁穴的洞口跑了出来，后面跟着两只小狼。随后，四足爬行的"妖怪"终于露面了。辛格凝神望去，除了熠熠发光的双眼，他们和人并无多大差别。不一会儿他已认定，这是两个孩子。

8 天以后，辛格从别的村子找来几名帮手，把狼窝团团包围了起

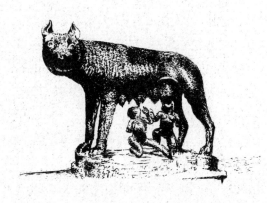

来。两只老狼逃跑了。一只母狼被人们用箭射死了。辛格等人扒开狼窝，发现里面有两只小狼和两个缩成一团的小女孩。辛格走上前去仔细察看这两个赤身裸体的孩子，一个只不过一岁半，另一个也只有 8 岁左右。辛格给她们取了名字，大的叫卡玛拉，小的叫阿玛拉，还把她俩送进他和夫人负责的米德纳普尔市孤儿院。

在孤儿院里，辛格发现，这两个由狼抚养的女孩只会用四肢爬行，不能像人那样走路。她们喜欢黑暗，害怕光亮：白天要么蜷曲在墙脚睡觉，要么跪坐在墙边一动也不动，直到天黑了才到花园里去寻找感兴趣的东西。卡玛拉和阿玛拉不爱穿衣服，如果有人硬给她们穿上，这两个不领情的孩子就会狂怒地把衣服撕得粉碎。卡玛拉和阿玛拉会像狼那样用舌头舔水喝，她们不吃植物和煮熟的食物，却贪婪地扑向生肉。她们不会说话，但每晚都像狼那样嚎叫。

进孤儿院一年后，阿玛拉生病死去了。卡玛拉一直活到 17 岁。经过辛格和夫人的训练，她已经能直立行走，还学会了荡秋千。她已习惯于穿衣服，也适应了人的饮食习惯。最后，卡玛拉还学会了几十个单词，会说几句简单的话。她对辛格夫人充满了感情。卡玛拉的智力水平，已相当于 4 岁的小孩。

在印度尼西亚、罗马、瑞典、德国和法国等地，人们也先后发现过这类由野兽带大的孩子，其中有猩猩、狒狒和熊哺育大的孩子，也有豹和绵羊等动物哺育大的孩子。这些孩子有很好的听觉、视觉和嗅觉,身强体壮,动作敏捷。但他们既不会走路、说话,也不会思考。在回归人类社会后,经过很长时间,这些野兽带大的孩子也没能完全学会说话。

这究竟是为什么呢?现代生理学和心理学研究表明,人的认知活动是以脑的发展为基础的,而从出生到青年这段时间人脑的发育最快,这时如果一个人脱离了人类社会,得不到应有的教育,就会严重影响其智力的发育和行为发展。在这方面,卡玛拉、阿玛拉和其他野兽带大的孩子的经历,就是最好的证明。

双胞胎心心相印

在人类社会中,双胞胎是比较常见的。据调查,全世界平均每89次生育中,就有一对双胞胎。中国大约每150个孕妇中就有一个会生下双胞胎。双胞胎之间不仅从相貌上真假难辨,而且往往有着相似的爱好、成绩、经历和命运。

在2020年的高考中,一对就读于武汉市新洲一中的双胞胎兄弟考出了664分的相同分数,连各科的成绩都一样。无独有偶,在这一年的高考中,湖北省利川一中的一对双胞胎姐妹,也考出了完全一样的分数——594分。双胞胎在高考中获得相同的考分,绝非新发现,因为几乎每年高考中都会出现类似的奇闻。

双胞胎中不仅有学习成绩不相上下的,也有运动成绩旗鼓相当的。双胞胎兄弟狄克、汤姆,都曾是全美篮球协会的职业运动员。他们在12年的运动生涯中,有11年隶属于两个不同的球队。各队的

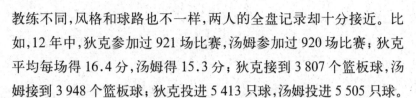

教练不同,风格和球路也不一样,两人的全盘记录却十分接近。比如,12 年中,狄克参加过 921 场比赛,汤姆参加过 920 场比赛;狄克平均每场得 16.4 分,汤姆得 15.3 分;狄克接到 3 807 个篮板球,汤姆接到 3 948 个篮板球;狄克投进 5 413 只球,汤姆投进 5 505 只球。

有些双胞胎的经历简直如出一辙。很久以前,泰国有位妇女生下了一对双胞胎。因为家境贫穷,弟弟被送给了邻村一户穷苦人家。两个孩子长大后,都很聪明,读书成绩一直很好,可是常被人欺侮,最后都因交不起学费而退学了。那个寄养在邻村的孩子,由于经常哭泣,并出现莫名其妙的疼痛,被养母送了回来。两位母亲见面后一谈,意外地发现这兄弟俩虽然分居两地,却能心心相印:弟弟因身上疼痛而哭泣,在哥哥身上同样会有反应,而且时间上是一致的;如果哥哥在外受气挨打,弟弟会立即感到疼痛难受;有时弟弟被人诬陷受气,哥哥同样会突然感到心里郁闷,非号啕大哭一场不可。

一些双胞胎不仅经历相同,而且思维、行为、情感和心理状态几乎一模一样,连性格和爱好也非常相似。2000 年,美国俄亥俄州代顿市和亚拉巴马州伯明翰市两对素不相识的美国夫妇,先后从中国的同一个福利院领养了一名九个月大的女婴。三年后,当这两个相隔数百千米的家庭通过互联网结识以后,意外地发现,这两个养女都被取名为"梅瑞迪丝",长得也很像;随后的 DNA 检测表明,她们竟是一对孪生亲姐妹。这

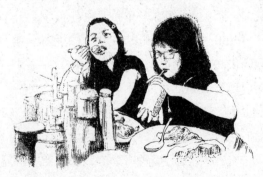

对分开长大的亲姐妹竟然有着相同的爱好:都喜欢地理,都曾希望养父母购买一个地球仪作为礼物。2003年,在双方养父母的安

排下两姐妹重逢了，她们几乎一见如故。

在南非最大的城市约翰内斯堡，有一对双胞胎兄弟和一对双胞胎姐妹结了婚。令人惊讶的是，这两对夫妇竟有着相同的好恶：都喜欢打网球，喜爱听某几个歌星唱的歌，爱吃海鲜，不习惯早起床。现在，这两对双胞胎夫妇都住在约翰内斯堡郊外。他们住同样的房屋，驾驶同样的汽车。有时他们各自去食品店买东西，到头来购买或订购的食品往往是相同的。

双胞胎之间可能连生病的时间和后果也十分相似。有一对双胞胎兄弟都是空军驾驶员。1975 年 5 月 22 日黄昏，他俩都突然心脏病发作，被分别送到同一城市的两家医院中。后来，他们几乎在同一时间双双死于心脏病。另有一对双胞胎姐妹，姐姐不幸得了阑尾炎，有人把这一消息告诉妹妹时，妹妹随即因腹痛在床上打滚。后来证明，妹妹得的也是阑尾炎。

为什么会出现这些奇怪的现象呢？在回答这个问题之前，不妨先来介绍一下双胞胎是怎么形成的。在母亲体内，来自父亲的一个精子和母亲的一个卵子，结合成了受精卵。由于某种因素的刺激，受精卵分裂成了两个胚胎。这样形成的双胞胎是单卵性的，由于彼此之间的遗传物质几乎完全相同，因而他们的外貌和大脑结构极为相似，其思维方式以及兴趣、爱好和成绩等也就十分接近了。另外一种双胞胎是双卵性的，也就是说，两个胚胎是由两个卵子和两个精子组成的。与单卵性双胞胎相比，这种双胞胎的相似性要小得多。上面列举的种种有趣现象，主要来自单卵性双胞胎。

在美国华盛顿举行的研究双胞胎的国际会议上，有些科学家提出了一个引人注目的观点：在单卵性双胞胎中，受精卵分裂的时间决定了双胞胎的相似程度。具体地说，一个受精卵分裂成两个相同的受精卵时，如果分裂的时间越短，那么双胞胎在各方面就越相似。

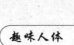

也有些科学家从另外的视角来解释双胞胎中出现的奇妙现象。比如，意大利遗传学家吉列德认为，在父母传给子女的遗传物质中，不仅有决定人的外貌特征的"蓝图"，还有一张相关的"时间表"。例如，这张"时间表"决定了一些家族中的人糖尿病发生在年轻力壮时，一些家族中的人中年时患糖尿病，其他家族中的人糖尿病发生在老态龙钟时。单卵性双胞胎的遗传物质几乎一模一样，他们都有一张基本相同的"时间表"，因而双胞胎在时间上具有同步性，从而便会有相同的经历，会同时发病。

在双胞胎问题上，还有其他一些解释。比如，有人认为，双胞胎之间心心相印，是因为他们有着比较一致的体力、智力和情绪节律，双方就像用两把小提琴演奏同一支乐曲那样，保持着几乎一致的节拍。

在上述观点中，哪一种比较正确呢？目前还未有针对这一现象的权威科学解释。

"地狱"之行

每个人最终都逃脱不了死亡。死亡究竟是怎样一种感觉呢？1975年，美国著名哲学家、医学博士雷蒙德·穆迪，根据对150名死而复生者的研究，撰写了《濒死体验》一书。这本书出版后，轰动了西方。

1988年年初，纽约世界民意测验研究所在美国进行了一次调查，其结果令人震惊：800万美国人声称经历了"地狱"之行。其中，知名度最大的要数纽约的机械修配工汤姆·索耶了。当时他30岁，父母早已过世，有两个女儿。那天下午，他正满身油污地躺在小型载重卡车下修车。突然，千斤顶松脱，3吨重的卡车压在他的腹部。索耶发出一阵撕心裂肺的惨叫。人们设法移开卡车时，他已失去了知觉，呼吸也停止了。救护车发动时，他的心脏也停止了跳动。经过抢救和治疗，6年后，索耶竟然完全康复了。在新闻界举行的招待会上，他开始描述自己的濒死体验：

那时他突然感到一种从未有过的安宁和轻松。他觉得自己的躯体一分为二，一半在抢救者的手上，不过那只是空的躯壳；另一半是真正的身形，它轻轻地飘落在床垫上，感到无比舒适。索耶"看到"自己的躯壳正躺在担架上，血从嘴里喷涌而出。一群人手忙脚乱地把担架送上了救护车。两个女儿在哭天喊地。载着自己躯体的救护车，在高速公路上飞驰而去。索耶"发现"自己被推入了一个黑洞，某种力量拖着他向前而去。他"意识到"自己已经死了。突然，前方出现了一丝光线，不一会变成了一轮光芒四射的红日。他的父母亲突然出现在洞口。他们浑身放射着彩色光芒，笑吟吟地朝他走来。刹那间，他的脑海中出现了一幕幕重要的生活经历，如生日盛典、甜蜜的婚礼……最后，他感到一种无法形容的心醉神迷，自己似乎与宇宙合为一体，成了飞逝的森林、高山、河流、蓝天、银河……

一个人在死前脑海中的最后图景是什么？美国心理学家肯尼斯·赖因格将其归纳为五个阶段：

第一阶段安详和轻松，仿佛自己被风托起，在黑暗中飘忽而行，肉体的疼痛已经消失，一切烦恼也都悄然逝去，大约57%的人有这种感受；第二阶段意识脱离躯体，大约35%的人有这种体验；第三阶段通过黑洞，大约23%的人诉说自己被摄进一个巨大的黑洞，在洞中，身体被牵拉、挤压，耳畔响起嘈杂的声音；第四阶段与已故亲

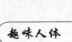

人团聚；第五阶段与宇宙合为一体,10% 的人经历过这种境界。

除此之外,科学家在调查死而复生者时,还发现其有醒悟感、与世隔绝感、时间停止感、升天成仙感等。这常常因各人的生活经历和宗教信仰不同而千差万别。

在国内也对濒死体验作过研究,研究人员对 81 位 1976 年唐山大地震中遇难脱险者的研究引起了人们的兴趣和关注。新华社在播发这一新闻时,称赞这项科研成果"为中国填补了这个领域研究的空白"。

濒死体验究竟是什么呢？是垂死者的幻觉,是大量服用镇静药、抗焦虑剂的结果,还是大脑分泌的化学物质的影响或潜意识的作用？国内外的科学家正在从不同的角度进行探索,试图解开濒死体验之谜。

有些科学家认为,死亡是一个过程,心脏停止跳动后,人还会继续有一些感知和思考能力,例如,听觉的生命力最强,直到最后才消失,大脑也仍然会有思维活动。濒死时,大脑中以前储存的信息以及外界的声、光、气味等刺激,在想象的组织下,会形成一些似真似假、似隐似现、似远似近的图像。其中有真实的内容,也有幻想的成分。这些感知和思考的结果会被储存起来。于是,一些死里逃生者就能说出死亡时的所见所闻,报告自己"地狱"之行的详情。

最有意思的是,有的科学家认为,濒死体验的五个阶段是濒死者的主观体验。第一阶段安详和轻松是人体的一种防护本能,用来降低能量消耗；第二阶段意识脱离躯体是人体对死亡的解脱,是逃避心理的反映；第三阶段通过黑洞是人体诞生记忆的复苏,其实,黑洞就是母亲的产道,通过黑洞是胎儿从产道娩出时的切身感受；第四阶段与亲人团聚也是一种记忆重演和潜意识的自我抚慰；第五阶段与宇宙合为一体是人的灵性的闪光和升华,是生命来自宇宙又回归宇宙的一种返璞归真的心理印证。

濒死体验极为复杂,它涉及医学、社会学和心理学等多方面的内容,也受到个人经历、文化、职业、信仰和生死观等的影响。研究濒死体验能揭示人的死亡心理,有助于对濒死者进行救生、安抚和医疗照顾,帮助他们摆脱危境,创造"起死回生"的奇迹。

"死"而复生

人死了以后有可能复生吗?

据《史记》记载,2 000多年前的一天,名医扁鹊路过虢国。听说虢国的太子当天清晨突然死去了,他便和同行弟子到王宫拜见虢君,要求去看一看太子。一听说是名医扁鹊,虢君欣然同意了。扁鹊向太子的家人详细询问了太子的死亡过程,并给太子作了一番检查。他断定太子得了尸厥证(类似于现代医学中的休克),完全可以救活。听了扁鹊的话,虢君有点将信将疑,大臣们也大为惊讶:太子明明已经死去,难道还能死而复生?

这时,扁鹊叫弟子备针,马上在太子的头、胸、手、足等处扎了毫针。过了一会儿,见太子渐渐有了知觉,扁鹊便调药给太子服用,还在太子的腋窝下作了热敷。不一会儿,太子就完全清醒了。此后,太子又服用了扁鹊配制的汤药。不到一个月时间,他便康复了。虢君转忧为喜,全国上下一片欢腾。人们称赞扁鹊有起死回生之术,能将死人重新救活。扁鹊却说:"我怎么能救活死人呢?其实太子没有真死,理应活着,我才能使他复活。"

在现代，类似的事例也屡有报道。1973年12月22日，《法兰西晚报》披露了一则新闻：一名叫让·普拉达尔的男子因车祸丧生。在一片凄凉的抽泣声中，他被装入棺材。正当人们要封棺材盖时，他却突然嚷道："我大概已死了，可是我饿！"弄得家人目瞪口呆。普拉达尔幸运地得救了。

西西里岛的一位新闻工作者也是很幸运的。他酩酊大醉后跳入大海采珊瑚，沉没在水中十几分钟，被打捞上来后已断了气。医生给他签发了死亡证明。于是，他被装入棺材。幸好棺材没有及时入土，而是暂时停放在家中，第二天夜晚，他苏醒过来了，坐起来大叫"要喝水"！

20世纪80年代，江苏省金湖县也发生过类似的事。当地有个年过半百的妇女，久病在床，突然不省人事，气息全无。家里人含着泪水替她办了丧事，然后将棺材埋在山坡上。按照当地的风俗习惯，头三天，棺材开口的地方必须露出土外，好让儿辈上坟供饭。死者的儿子第一天上坟供饭时，竟听到棺材里有呻吟声。原来，他的母亲已经复生了。

有些生还者得救时的情景颇为有趣。传教士斯沃兹在德里死去了，正当人们在追悼会上为他唱感恩歌时，他苏醒了过来，不由自主地跟随众人唱了起来。最奇特的要数肯尼亚的老人莫肖加·莫达达了。此人曾三次死而复生。第一次是他3岁时，他的"尸体"用布包着，已被放入墓中。就在埋土时莫达达发出了哭声，送葬者急忙把他救了出来。第二次是他22岁时，莫达达停止呼吸已6天了，人们把身体冰冷的他埋进墓穴时，突然，他又苏醒了。最后一次是他60岁时，莫达达因病断了气。第二天举行葬礼时，人们忽然听到棺材里有叫声："我的喉咙干极了，快给我水喝。"

这些人为什么会"死"而复生呢？医学上把死亡分为两个阶段。

首先是临床死亡阶段，也叫"假死阶段"。这时，人的呼吸和心跳停止了，但大脑等组织器官并未死亡，人体还在进行着非常微弱的代谢活动。如果及时抢救，就有可能"起死回生"。有少数人在假死阶段会自己慢慢地恢复知觉，"死"而复生。紧接着假死阶段的，便是生物学死亡阶段，也就是真死阶段。这时，大脑和其他器官都已死亡，即便再高明的医生也爱莫能助，无法使死者复活了。

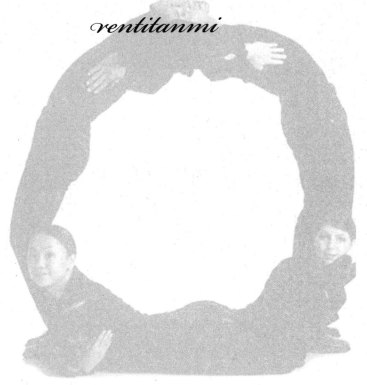

人体探秘

rentitanmi

电 子 人

在 1993 年上映的科幻电影《电子人 2》中，安吉丽娜·朱莉饰演的女主角卡什是美国一家电子人公司制造出的电子人，她的任务是炸毁竞争对手的公司。在影片中，卡什爱上了对手公司的武术教练，两人突破重重困难后幸福地生活在了一起。可见，人类对于电子人的设想早已有之，事实上，也有许多研究者尝试将电子人变成现实。

对于英国雷丁大学的控制论专家凯文·沃里克教授来说，1998 年 8 月 24 日是个不寻常的日子。因为这一天，一块芯片成功地植入了他左手臂的皮肤里。这块芯片将沃里克的活动信息通过无线电波，传送给大学办公大楼上的一组天线，天线再把接收到的信号传给计算机。于是，计算机便能监控沃里克在办公大楼里的一举一动了。每天上午沃里克走进办公大楼的大门时，受计算机控制的音箱会对他说："您好！"当他步入实验室时，计算机会为他开门，并把灯打开。

沃里克并未就此止步，2002 年 3 月 14 日，沃里克同意外科医生将一枚硅芯片和 100 个电极直接植入他的神经系统中，使他成为一个部分是人类肉体、部分是电脑芯片的"电子人"。之后，他坚定地迈出了第三步：将另一块同样的芯片，植入他妻子艾莉纳的手臂。这对"电子人"夫妻心心相印：沃里克兴高采烈时，相应的神经信号会通过芯片传给计算机，计算机借助植入艾莉纳手臂的芯片，会立即把此信号传给这位女性"电子人",于是艾莉纳便心领神会,情绪热烈起来。

历时三个多月后,2002年6月18日,沃里克左腕皮下的芯片被取出。

美国纽约州布法罗市的小伙子杰奥,也成了举世瞩目的"电子人"。2003年9月4日,他在纽约州图书馆与布法罗医学院大脑与心理研究所研究员科蒙不期而遇。科蒙正在从事一项电脑与人脑关系的前沿研究,打算将一台最先进的超微电脑放在人的颅内,进行记忆强化实验。杰奥觉得十分新奇,便成了这个奇异实验的对象。

几天以后,由科蒙主刀的开颅手术揭开了序幕。通过一场扣人心弦的高科技实验,科蒙将一台世界领先的超微电脑植入了杰奥的大脑中。就这样,杰奥的大脑成了绝妙的"人脑与电脑的融合体",他成了名副其实的"电子人"。

10月20日,杰奥戴着帽子参加了朋友的家庭舞会。舞间休息时,与会者兴致勃勃地举行了一场"看谁记性好"的游戏。杰奥非凡的识记能力让人钦佩不已。根据一位记忆专家的提议,杰奥采用了世界公认的衡量记忆力的方法:背诵圆周率,来测试自己的记忆力。在电脑前,他沉思片刻后,指尖开始在键盘上飞舞:3.141 592 6……10分钟过去了,他已打了2 348个数字;20分钟过去了,他已经打了5 032个数字。核对结果,错误率仅为0.8%。毫无疑问,"电子人"杰奥已成了不可思议的记忆奇才。

2004年5月,美国脑科学界认定,这项实验的成功是当今人类记忆研究的重大成果,它也是"电子人"研究的重大成果。

2013年10月,一批美国工程师利用人造器官、肢体和其他身体组织,成功组装出会呼吸、说话和走路的逼真生化电子人,这个电子人具备真人六七成功能,这无疑是该领域上的重大突破。

虚 拟 人

2003 年 2 月,中国首例女性虚拟人问世了。这标志着中国在世界虚拟人研究方面迈出了一大步。

何谓虚拟人？虚拟人并非真人,而是根据真人的结构和组织在电脑里合成的三维数字化人体。先要选取一具尸体,将它切成非常薄的片。每切一次,都要利用数码相机和扫描仪对切面进行拍照、扫描,然后将数据输入电脑。待整个人被切完,此人完整的电脑数据也就形成了。最后,通过电脑将这些数据合成,便可塑造出栩栩如生的三维人体。

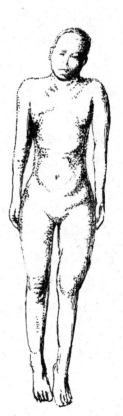

中国是 2001 年 11 月正式启动虚拟人研究的。女性虚拟人的研制成功,表明中国这方面的研究已处于国际领先地位。这是因为中国采集首位女性虚拟人数据时,获得了 8 556 个切片,片层间距仅 0.2 毫米,而此前美国公布的采样时的女性虚拟人片层间距离为 0.33 毫米。其次,中国采样时采取了站立姿势,保持了人的真实自然形态,而美国虚拟人是平躺着采样的,失真度较高。最后,中国虚拟人采样时的被采样者年仅 19 岁,各器官正常且呈现充分,而美国虚拟人采样时的被采样者已59岁,一些器官特别是较有医学研究价值的女性生殖器官已萎缩。

人们也许会问:研究虚拟人有什么作用和意义呢?首先,虚拟人可以有助于实现人体解剖信息的数字化,人们能以三维形式,看清楚人体数千个解剖结构的大小、形状、位置以及器官间的相互空间关系。这将使基于尸体解剖的实验解剖学发生巨大的变革,给相关领域尤其是提高人体整体医疗水平方面带来深远的影响。比如,借助虚拟人,研究者的视线便可以"长驱直入",深入人体内部,目睹疾病和伤害时不同人体器官的反应程序,清楚地看到它们是如何独自或共同应对药物作用的。

虚拟人在军事、航天、交通、体育和影视制作等方面,也将有着广泛的应用前景。它将在武器威力的研究上大显身手。比如,可以用虚拟人来试验核武器、化学武器和生物武器的威力。

虚拟人虽非血肉之躯,但会像真人那样对外界刺激作出反应。它的骨头会断,血管会出血。在做汽车碰撞试验时,它可以提供人体意外创伤的数据,为人们改进汽车的安全防护体系助一臂之力。

在太空探索中,虚拟人也将大有用武之地。虚拟航天员不需要食物、氧气和水,也用不着安身之处,却能成为航天员的忠实助手。

在体育运动中,虚拟人的作用也不容小觑。借助虚拟人研究体坛冠军在力量爆发的瞬间各肌肉和骨骼的状态,教练员就可以更好地训练运动员,让他们在比赛中取得优异成绩。

2018年,中国科学院合肥研究院构建出目前精度最高的中国女性辐射虚拟人,将该技术拓展应用于核技术交叉应用领域。目前,该虚拟人模型已在放射治疗剂等领域进行了相关应用。

冰人之谜

1991 年 9 月 19 日,德国登山运动员赫尔穆特·西蒙和埃丽卡·西蒙夫妇,在奥地利与意大利接壤处附近的阿尔卑斯山的徒步旅行快要结束了。他俩一早下山打算去他们停车的地方。那天风和日丽,阳光灿烂,可是他们偏离了标记的道路,步入了一个有点冰融的奥茨河谷。在那儿,西蒙夫妇发现了一具露在冰外的男尸。

西蒙夫妇猜测,这可能是一二十年前跌入冰隙的登山者的尸体。闻讯而来的警察查阅了失踪登山者的记录后,认为这是 1941 年失踪的一位音乐教授。然而不久人们便开始意识到:这绝不是近代的死亡事件。考古人员公布的碳同位素年代测定结果令人震惊。原来,这是一具 5 300 年前的尸体。与此同时,这也理所当然地成了世界上重大的考古发现。

一举成名的冰人一下子便吸引了全世界的目光。因为他是在奥茨河谷被发现的,考古学家就为他取名"奥茨"。奥茨身上有着许多神秘难解的谜。比如,奥茨身上的所有物件并不属于同一时代:他那副尚未完工的弓箭距今 7 000 年,而他那把用纯铜制作的斧子则晚了几千

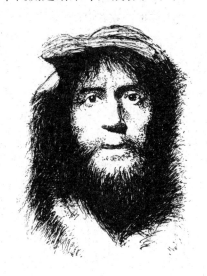

年。令人百思不得其解的是,奥茨穿着的山羊皮缝制的衣服竟然来自中国。他是在何地,又是怎样获得这件中国衣服的呢?

俄罗斯的《真理报》报道说,按奥茨的文身判断,他可能是一位巫师。不少专家根据奥茨的遗物,包括一个护身符、一些治病用的真菌等,也赞同这一说法,并认为他是原始部落的宗教领袖,为了与天神对话才上山的。

但是,也有些学者认为奥茨是阿尔卑斯山脚下的一位牧人。按他们的说法,那是5 300年前的一天,奥茨赶着一大群牲畜到山里去放牧,他不是独自一人,而是与部落里的其他牧人一起同行。可是,由于某种原因,他离开了同伴,并且遇到了不测。厚厚的冰雪把这个不幸者覆盖了起来,使之在20世纪才重见天日。

在奥茨被发现后的10多年时间里,考古学工作者开展了一系列研究:对奥茨进行扫描,挖掘其随身物品,恢复其服装的原貌,破译他的基因密码,分析他肠腔的内容物……忙得不亦乐乎。研究表明,奥茨死于46岁的"高龄"。科学家用CT扫描测量了奥茨的骨架高度和骨盆宽度,据此精确地推测出他身高1.58米,体重61千克。

据分析,奥茨既非老死,也非死于不治之症,那么他的死因何在呢? 2000年9月,意大利分子考古人类学实验室的研究人员,根据奥茨肠道中提取的食物碎屑,复原了他生前的最后两餐:一餐吃的是羊肉和谷物,另一餐是鹿肉。显然,他不可能死于饥饿。

2001年7月,真相终于大白:奥茨死于谋杀。意大利波尔扎诺博物馆实验室的研究人员借助X线影像显示,发现奥茨的肩膀内有一个石制箭头,这就表明,他是被人从背后射死的。两年多以后,一位澳大利亚考古学家又有了新发现。他对这个石制箭头上所提取的血样进行了分析,结果表明,箭头上的血迹分别属于不同的两个人;而铜斧刀背和外衣上的血迹分析显示,当时现场还有第三、第四人。

由此看来，冰人奥茨卷入了一场由多人参与的暴力纷争，纷争最后激化为谋杀。那时奥茨背着一名受伤的同伴，遭受两个敌人的夹击，他不幸被一支利箭射中，一命呜呼了。

至于这一史前谋杀案的动机是嫉妒、争吵还是强盗抢劫，人们尚在研究之中。可以深信，围绕着冰人的种种谜团，终有一天会迎刃而解。

并非多多益善

每个人都有一双手，两只脚。在正常人的体内，胃和膀胱等是成单的，而肾脏是成双成对的。这是长期进化的结果，恰到好处。少了固然不好，多了也未必好。

在山西壶关县，人们发现了一个多臂人。这是个孩子，除了正常的双手外，他的背上还多了一只手。美国人弗兰西斯科·连狄尼，常被人称为"三腿怪人"，因为他长了三条腿。他的第三条腿，是从身体右侧长出来的，因为正好与椎骨末端相连，可以当椅子使用，连狄尼便自称是"自备座椅的人"。其实，这多余的手臂和腿，都是其孪生兄弟的，只不过这孪生兄弟比较小，寄生在大胎儿上，因为某种原因寄生胎的另一条手臂或腿一直没有发育。

胃是人体主要的消化器官之一，正常人只有一个胃。然而，美国费城有个叫佩吉的女青年有三个胃。这位胖姑娘食量很大，进餐时会狼吞虎咽。后来，医生把她的两个胃堵住了，使她过上了正常人的生活。世界上不仅有三胃人，还有六胃人。此人名叫萨戈马，是个印度男子。他的食量大得惊人,每天至少要吃 12 千克食物,因家中供养不起,只得以树叶、野菜和草根充饥。这位男子 24 岁时因病住院,医院的定量伙食使他无法忍受,饥肠辘辘时只能抓起床单大嚼一通。见此情景,医生和其他病人都大为惊讶。经医院检查,人们才恍然大悟:原来他有六个胃。正常人的胃的容量约为 3 000 毫升。萨戈马的六个胃虽不是每个都那么大,但它们的总容量显然要比一个胃大得多了,这就使他的食欲变得特别旺盛。为什么会出现六胃人呢?至今这个谜尚未揭开。有人认为,这也许是一种返祖现象。

人皆有二肾,形似蚕豆,在腹后壁前方,脊柱的两侧,左右各一。然而,"上帝"有时会画蛇添足,使人世间出现了一些多肾人。南非女子阿丽塔经常腰痛。医生为其检查后大吃一惊,她竟然有四个肾,一边两个。阿丽塔只得听从医生的吩咐:每天喝 20 杯水,满足多余器官的需要。1986 年 5 月,一位年轻的母亲来到浙江普陀某医院。她因右侧肾部剧痛,出现血尿,怀疑是肾结石。经 X 造影检查,未见顽石,却发现她的脊柱两侧各长着两个肾脏和重复的输尿管。据国外统计,每 152 人中就有一个多肾人。四肾人是怎么出现的呢? 在正常情况下,胚胎发育时期肾的原始组织和输尿管的母组织——一个原基,会逐渐发育成一对肾和一对输尿管。要是遗传基因有了缺陷,有时候就会出现两个原基,或一个原基一分为二,日久便形成一对以上的重复肾或重复输尿管。

江苏沭阳县人民医院曾收治过一位女病人。此人自幼时起内裤常湿漉漉的。长大后一旦负重或劳累,她便尿意频频,尿液自尿道口外溢。奇怪的是,她不仅体温、脉搏、呼吸、血压正常,而且尿道口也无任何异常。后来作了 X 膀胱造影才真相大白:她竟有三个膀胱。这种先天性多膀胱是极为罕见的。有人认为,这是一种返祖现象;也有人认为,是剩余的输尿管瓣膜引起的。

在胚胎发育中,结肠和直肠如果发生重复畸形,就会出现两根结肠、两根直肠和两个肛门的人。此外,还有一种罕见的多处重复畸形。患儿既有双结肠、双直肠,还有双膀胱、双阴道或双阴茎。这些患者大多在婴儿时期死亡,只有极个别的能活到成年。

植 物 人

1999 年 8 月的一天,台湾建筑工人杨富义在工地上因脑溢血突然不省人事。因为送医院的时间延误了,脑中的积血堵住了他的半个大脑。从此以后,他成了不会说话、不会行动、没有知觉的人。医学上把这类人称为"植物人"。

有资料显示,中国每年新增的植物人有近 10 万,在全世界每年新增的植物人有 50 多万。美国纽约有位 80 多岁的神父叫约瑟夫·弗茨格斯,他在医院接受疝气手术时,突然心脏病发作,从此他一直处于昏睡状态,对外界的刺激毫无反应,没有一点意识,完全依靠人工呼吸器等维持生命。

不光是成年人,儿童中也有植物人。石家庄市有个小女孩,一岁零三个月时不慎从一米高的炕上跌到地上,头部摔了个小血包。因为伤势不重,父母亲都没在意。可是,两个多月后,她的智力开始衰退,走路经常摔跤。接着,她两眼无神,刚学会讲话的小嘴张不开了,话就更说不清楚了。到了四五岁,小女孩完全丧失了神智,四肢和全身开始抽搐起来,后来她的全身竟蜷缩成一团,体温逐渐升高,经常在 38℃ 以上。到这时,她整天双眼紧闭、昏睡不醒。她的吞咽功能也发生了障碍，给她喂一碗稀饭往往需要两个小时，严重时只能通过鼻腔喂食。她的大小便也失禁了，成了典型的植物人。

植物人是怎么产生的呢？由人体解剖和生理学可知，正常人体的神经有三大系统：一是主要支配头面部的，叫"脑神经"；二是主要支配四肢的，叫"脊神经"；三是支配内脏器官的，叫"自主神经"，又称"植物神经"。通常说的植物人，是由于各种原因使前两种神经受到破坏，只有自主神经还在发挥作用，维持着人体的心跳和呼吸等基本生命活动。

关于植物人形成的原因，医学家和生理学家的意见还没有统一。不过，大多数学者认为，这是大脑和大脑下方的脑干受到损害造成的。脑炎、头部外伤、头颅内血肿、脑血管畸形、一氧化碳或酒精中毒等，都是形成植物人的原因。

脑部缺氧也会使正常人变成植物人。通常在常温常压下，人体脑耐受缺氧的时间不能超过三四分钟。台北一名妇女怀了双胞胎。她在怀孕初期患了妊娠毒血症，医生建议她早点剖腹生产。但家人为了选择黄道吉日延迟了剖宫产。在黄道吉日的前一天，这名妇女突然呼吸困难，送往医院抢救时，其脑部已严重缺氧，最后因急救无效成了植物人。一对双胞胎女儿受到母亲脑部缺氧的影响，一名产下后不久即夭折，另一名也成了植物人。

在判断植物人的标准上，科学家的意见也不一致。现今大多数人认为，没有意识、没有表情、失去自我控制能力、不会说话、不能理解旁人的言语、大小便不能自理，持续一段时间的，可以看作植物人。

法国心理学家、医学家戴安娜·索芙露，因严重的静脉血管疾病突发昏迷，丧失了包括视听在内的所有感官功能，陷入植物人状态达47天。在此之后，她又奇迹般地苏醒了过来。这位学者根据自己的切身体验，凭借拥有的心理学和医学知识，写下了一本名扬法兰西的畅销书。她在书中提出,植物人是"介于传统生死概念之间的一种由人体无意识因素支撑的生命状态",通过这种"人体无意识因素",植物人能感受到周围发生的一切,如亲属痛哭、医生们在议论等。

2010年2月3日,美国《新英格兰医学杂志》周刊网站上披露了英国和比利时科学家的一项研究成果。这些科学家发现,一些植物人看上去已失去意识,实际上他们能听懂甚至回答简单的问题,只是"心声"深锁于躯体,无法表达。只要通过脑部扫描仪,他们就可以与外界交流了。

有关植物人的研究还在继续进行着。十余年来,中国一直在探索大脑起搏器促醒植物人的可能。安入大脑起搏器的病人中有两三个已经苏醒,但仍有许多问题有待进一步研究。

无 痛 人

20世纪30年代,一个奇特的病人出现在布拉格的唐鲍博士的面前。唐鲍博士打量着这个53岁的求医者,此人瘦骨嶙峋,弯腰弓背,步履蹒跚,与常人截然不同的遭遇使他过早地衰老了。病人自述:从出生时就不知道疼痛,从小跌打损伤、火烧水烫,从没喊过一声痛。长大后成了一名水手,走南闯北,什么苦头都吃过,还是不知道疼痛是什么滋味。无数次外伤流血在他的肉体上留下了累累疤痕。唐鲍博士半信半疑地听完了这带有传奇色彩的病史,开始为病人检查身体。检查结果使唐鲍博士大为惊讶:无论是锐利的刺痛,还是重重地敲打,病人果然一点也不感到疼痛。唐鲍博士以"先天性痛觉缺失症"为题,第一个报告了这种罕见的怪病,并把这种病人称为"无痛人"。这个报告引起了医学界的关注和兴趣。此后,全世界共发现了几十个这样的无痛人。

英国的沃森夫妇生有一儿一女,儿子保罗比他的妹妹维多利加大一岁半。兄妹俩生来就不知疼痛,整天喜笑颜开。15个月的时候,保罗从婴儿床上跌了下来,手臂肿了起来。因为保罗没有哭,医生以为他没有受伤。谁知几天以后,沃森发现儿子跌伤的手臂骨头露了出来,这才把他送进了医院。保罗曾经被烧伤、烫伤、撞伤,甚至手臂折断,但是他从来没有吸取过教训,因为他觉得肉体损伤是十分有趣的。保罗的父母只能寸步不离地跟着这孩子,因为一不留神,保罗就会做出足以致命的危险举动,而他自己一无所知。一次保罗在地毯上爬来爬去,体重100多千克的沃森不小心踩在儿子的身上。保罗不但没有哭,反而放声大笑,似乎被踩是一件非常好玩的事。紧接着,他迷上了一项游戏:把头往墙上或家具上撞。由于他不觉得痛,每次撞完后会开心地大笑,所以一直撞到两眼发黑才罢休。维多利加在不知疼痛上,一点也不亚于她的哥哥保罗。沃森夫妇最头痛的莫过于怎样教这对小兄妹知道什么是危险,因为对这两个没有痛感的孩子来说,体罚是毫无用处的。

据报道,中国有10多个无痛人。中国南方有个叫金晨的女孩子,常咬破自己的舌头和手指,尽管鲜血淋漓,却毫无痛感。她曾经喝下刚倒出来的开水,舌头被烫得起泡,她却从容地把皮撕下来。湖北九岁女孩小晶,把小脚伸进了车轮的钢丝圈里,"咔嚓"一声,腿被拧断了。可是,她从接骨、上夹板直至痊愈,始终没有哭过,因为她根本没感到痛楚。湖南有个无痛感男孩,名叫阳圣球。他三岁那年冬天,姐姐带他到火炕边取暖。谁知小圣球竟把小脚伸进了火炕,等到姐姐发现时他的鞋、袜已被烧焦,还烧到了脚上。这次烧伤使他的左脚大拇趾萎缩，造成了轻度残疾。

为什么无痛人不会感到痛呢？这里，不妨从疼痛谈起。疼痛是一种重要的感觉。每个人几乎都遭受过疼痛的折磨。一个人从头到脚，里里外外都可能会产生疼痛。疼痛往往是身体某一部位受到伤害的信号。通常，当人体受到酸、碱、高温、低温、电流、机械暴力等刺激，或内脏痉挛、神经受到肿瘤的压迫时，都会引起疼痛。原来，人体的许多部位都密布着一些游离神经末梢，这就是痛觉感受器。这类感受器受到上述刺激后会产生冲动，由感觉神经经过脊髓到达大脑，从而产生痛觉。

好端端的一个人为什么会失去痛觉呢？最初人们怀疑无痛人是否还有痛觉感受器，以及痛觉冲动的传导路径是否畅通无阻。然而，检查的结果表明，他们从游离神经末梢到大脑皮质的整个组织都是正常的。无痛人的冷、热、触觉都完全正常。

那么，为什么大脑会对如此重要的痛觉冲动"无动于衷"呢？科学家经研究后认为，人脑中存在一种叫内啡肽的物质，它与吗啡差不多，有强烈的镇痛作用。无痛人脑中内啡肽的含量比常人多 3～5 倍，传到大脑的痛觉冲动被超量的内啡肽的镇痛作用掩盖住了。就这样，人失去痛觉，成了无痛人。

联 体 人

2005 年 8 月 24 日早晨，一位来自浙江台州的妇女，在上海复旦大学附属妇产科医院，剖宫产下了一对与众不同的女婴。这对女婴的体重只不过 4 380 克。引人注目的是，她俩的胸部、腹部和盆腔等部位连在了一起。这是一对联体女婴。

自古以来，联体人一直是人们瞩目的对象。在一些人的眼里，联体婴儿简直成了怪物。迷信思想严重的人，还把联体人的出现看成是"家族的不幸，大难临头的预兆"。

其实，这是胚胎发育上的错误。通常，一个妇女每月只排出一个成熟的卵子。这个卵子与一个精子结合，形成受精卵并发育成一个胎儿。可是，有的妇女一次排出两个或更多的卵子，要是它们刚巧都与精子结合，就会出现双胞胎或多胞胎。有的时候，一个受精卵也会发育成两个或更多个胎儿，或者两个精子钻进了一个卵子，而又分别发育。在这种情况下，如果一对双胞胎在母腹中没有完全分开，在头部、胸腹部或臀部连了起来，便成了联体胎儿。显然，联体婴儿与天灾人祸是毫不相干的。

一般，联体人的寿命是不长的。然而，这些人中也有少数幸运儿，其中最有名的要数一对暹罗男性联体人了。这对联体人因为出生在暹罗（也就是现在的泰国）而得名。他俩顽强地度过了一生，演出了一部部神奇的悲喜剧。

这对联体人，一个叫昌吉，一个叫昂吉。他俩胸部的皮肉、血管和神经紧紧相连，离不开也拆不散，因而从 1811 年出生到离开人间，只能相随相伴、生死相依。开始几年，父母亲把他们藏了起来。因为按照当地的习惯，这是"不祥之物"，要被处死的。出乎人们意料的是，他们勇敢地活了下来，还学会了干家务活、划船、捕鱼，甚至能够双双戏水，弄潮于江河之中。1827 年，昌吉和昂吉 16 岁那年，一位苏格兰商人发现并用重金购买了他们，把他俩带到美国收费展出。后来，这对联体人用钱赎了身。他们周游了世界好多国家，足迹遍布北美和欧洲。每到一地，他们都在杂技团中"自我展出"。结果，他俩赚了不少钱,购置了一座农庄。1843年,这对联体人与一位美国牧师的两个女儿喜结连理。他们的婚床,是特制的能睡四个人的大床。两位妻子分别从一而终,一共生了21个子女。

有趣的是,兄弟俩尽管胸部相连、血液循环系统相通,双方的性格却截然不同:昂吉善良聪慧,滴酒不沾;昌吉却脾气急躁,态度粗暴,常喋喋不休,而且嗜酒如命。随着时光的流逝,他们之间的关系越来越恶化。后来,两人经常对骂、争吵,还拔拳对打,闹得不可开交。有一次,他们闹得很凶,经法庭调解才平息下来。于是,这对联体人便一再请求外科医生用手术把他们分开来。但当时没有一位医生敢冒这个风险为他们施行分离手术。1874年昌吉得了感冒,不久便引起肺炎,最后不治而亡。昂吉也没能摆脱死神的威胁,两小时以后,他也撒手人寰了。医生们作了尸体解剖,发现这两兄弟的肝脏是连在一起的。应该说,他俩成了罕见的长寿联体人。

在联体人中,美国加利福尼亚州一对叫麦克达的联体姐妹,可以称得上是自强不息的模范了。这对联体人的事迹,已在美国传开,赢得了人们的称赞。

麦克达姐妹俩因为头顶相连,无法正常地在街上行走。科学家认为,这种头顶相连的联体人是十分罕见的,几千万对双胞胎中只不过一对,而且他们大多中途夭折。令人惊讶的是,麦克达姐妹不仅活了下来,而且身体、智力的发育都十分正常。不过,畸形的身体也给她俩带来了无穷无尽的烦恼。麦克达姐妹想到郊外去旅游,由于行动不便,常使她们的美梦破灭;她们想自由自在地逛大街,又受不了围观者怪异的目光。她俩也曾申请上学,但没有一所学校愿意接受。尽管如此,她们没有放弃努力。老天不负苦心人。后来,她们如愿以偿地考上了一所社区大学。在同学和老师们的帮助下,她们以惊人的毅力发愤学习,像海绵一样吸取知识的养料。她们就读期间,在学校内外，人们常看到这对联体人悠然漫步的身影。老师和同学都很喜欢这两位学生，这不仅是因为她俩读书用功，还由于她们给大家树立了自强不息的榜样。

也许有人会问，能不能用安全可靠的分离手术，使联体人一分为二，成为两个独立的人呢？回答是肯定的。2003 年 1 月 13 日，美国加利福尼亚大学洛杉矶分校医学院发布消息：两名在该院接受分离手术的危地马拉连头女婴当天出院，这一高难度手术取得了成功。这对连头姐妹是怎样获得新生的呢？首先，在分离手术前两个月，医生们设法扩张和拉伸头部连接处的皮肤。接着便是外科分离阶段：锯开连头女婴的头皮和颅骨，重新整理主要的血管，使之各就各位，回到各自的头颅内，然后在裂口处附上一层叫硬脑膜的软组织。最后，在大约六年后，医生们将使用从姐妹俩颅骨上切下的骨组织，把头部的开口部位封住。现代医学技术正在逐步使这对连头姐妹成为独立人。

换 心 人

1967 年 12 月 3 日，南非医学博士巴纳德完成了人类历史上第一例心脏移植术。他把一个死者仍在跳动的心脏，移植给一个濒临死亡的心脏病病人，使之成了换心人。消息不胫而走，世界为之轰动。虽然这位病人在术后只活了 18 天，但自那次手术后，50 多年来，已有成千上万名心脏病病人由于这种手术而延长了寿命。

据统计，每 10 例接受换心手术的病人中，就有一人会改变性格。

克罗塞尔夫人是苏格兰一位年轻的家庭主妇,她文静温和,深居简出,与丈夫感情很好。可是,因心脏病移植了男青年麦尼古拉的心脏后,她的性格和行为发生了巨大的变化。麦尼古拉生前专横跋扈,爱吃辛辣食物,好酗酒闹事,到处寻花问柳。克罗塞尔夫人换上麦尼古拉的心脏后,不仅口味变了,举止也截然不同了。她变得粗暴起来,经常整夜不回家,使丈夫大为恼火。

1988年5月,美国康涅狄格州的一家医院为波士顿47岁的女戏剧教师克莱尔做了心脏移植手术。器官捐赠者是一名18岁的男青年,他在缅因州骑摩托车时因车祸而丧生。克莱尔发现,自换心手术后,一些怪诞的现象便在自己身上出现了。手术后第3天,前来采访的记者问她:"现在你最想得到什么?""我现在非常想要一杯啤酒!"克莱尔不假思索地答道。话一出口便全场哗然,连她自己也惊奇不已,因为在手术前,她从来不喜欢喝啤酒。克莱尔出院后,凭直觉马上驱车直奔肯德基店去吃炸鸡块,而手术以前她是从不光顾快餐店的。还有一些变化也是克莱尔无法解释的。例如,她原本喜欢粉红、大红和金黄等暖色调,如今却偏爱绿色和蓝色了。后来,克莱尔才明白:原来,捐赠者生前爱喝啤酒、吃炸鸡块,绿色和蓝色是他最喜欢的颜色。这名捐赠者把自己的心脏连同爱好一起给了她。

最离奇的莫过于美国换心人格兰厄姆的故事了。1995年,美国佐治亚州一家通信设备厂的经理格兰厄姆因心脏衰竭正在等待心脏移植。不久,已脑死亡的男子科特尔的心脏被移植到格兰厄姆的身上。当时格兰厄姆只知道拯救自己生命的这颗心脏来自一名33岁的南卡罗来纳州男子,并不知道心脏捐赠者的身份,更不知道此人是饮弹自杀的。第二年,重获健康的格兰厄姆通过美国器官捐赠机构,向心脏捐赠者科特尔的遗孀、28岁的谢丽尔写去了几封感谢信。不可思议的是,移植了科特尔心脏的格兰厄姆,竟然与科特尔的遗孀一见钟情,坠入爱河。2004 年,他俩喜结良缘。不可思议的是,2008 年 4 月 2 日,69 岁的格兰厄姆竟然步心脏捐赠者科特尔的后尘:开枪自杀身亡。

为什么换心脏后会出现这些奇怪的现象呢? 有人认为,这表明心脏确实有思维和记忆功能。例如,中国科学家发现,心脏参与了脑的工作,两者互相配合,一起主宰着人的思维活动。美国科学家注意到:心律不齐的人会不知不觉地患大脑疾病,影响记忆和其他复杂的思维过程。现代神经心理学认为,大脑与心脏有着许多神经连接。除大脑之外,在人体的所有内脏中,心脏对情感和思维的影响是首屈一指的。看来,古人认为"心之官则思"确实是有一定道理的。

然而,心脏具有思维和记忆的观点,至今仍未获得主流医学界的认可。有些心理学家也指出,换心人的性情变化,有可能是心理暗示的影响,也可能是大病初愈的结果。

白痴学者

奥地利著名作家茨威格在一篇报告文学中谈到,一个乡村神父的养子,智力低下,什么事也学不会,只好在神父家里干一些粗活。神父爱下国际象棋,晚上常与一位警官下棋消遣。傻子无处可去,总是站在一旁眼巴巴地望着棋盘发呆。一天晚上,神父正在下棋时被人叫去,警官棋兴正浓,望着身旁的傻子开玩笑地说:"你大概想下完这盘棋吧。"不料,傻子居然羞答答地点了一下头。出乎意料的是,这个从未下过国际象棋的傻子竟然一连赢了几局。神父回家后知道了这件怪事,想证实一下,便不顾劳累马上拉着傻子对弈,结果神父也输得一败涂地。后来,这个有下棋才能的傻子经名师指点,成了当地大名鼎鼎的国际象棋冠军。

科学家把这类在某一方面有特殊才能的低能人,称为"白痴学者"。何谓白痴学者?世界上第一对白痴学者双生子的发现者、精神医学家霍维茨认为,这是"智力低于正常,而在其他心理功能方面有高度发展者"。一般认为,大多数白痴学者智商为 35～70,属轻度或中度弱智,是精神发育迟缓者,并非真正的白痴。美国纽约的心理学家希尔对 39 个国家的 9 万例精神发育迟缓者作了调查,发现每 1 万名精神发育迟缓者中大约有 6 名白痴学者。

白痴学者的特殊才能五花八门、异彩纷呈。据粗略统计,白痴学者拥有的特殊才能有 300 多项。其中,最多的是日期推算和数字计算,其他的依次为音乐才能、绘画才能、雕塑才能,以及查阅词典、弈棋、经商、背诵等才能。山东就曾有一位白痴学者,他目光呆滞,走路不辨东西南北,连简单的数学题"1 加 2 等于多少"也回答不出。夏日炎炎,烈日当空,别人都躲在树荫下,只有他一人坐在阳光下,晒得大汗淋漓也不知躲避。然而,这个没进过小学大门的低能儿,却是个象棋高手。他 1995 年开始与成人下棋,他下棋从未输过,一些乡间老棋王都成了他的手下败将。

1979 年,帕拉维奇尼出生于英国的贵族家庭。出生后不久,他就双目失明了,后来又患上了自闭症,并伴有严重的语言学习障碍。2008 年,29 岁的帕拉维奇尼已成了著名的钢琴演奏家。尽管他有认知障碍,缺乏生活自理能力,但是凭借过人的记忆天赋和音乐天赋,无论什么旋律,他只要听过一遍,就能完整地弹奏出来。现今,类似

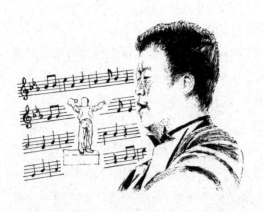

帕拉维奇尼的另类天才在世界上大约有 50 人。

上海杨浦区有个白痴学者，4 岁时还在牙牙学语，被医生诊断为低能儿。5 岁时这个男孩整天闭门不出，却对数字产生了兴趣。他虽然智力低下，却能胸有成竹地说出五六年内某月某日是星期几，使家长和老师大为惊讶。丹麦双目失明的低能儿卡莱尔，在数字计算方面很有才华。一次，12 位欧洲最负盛名的学者和数学家对他进行了考核。学者们的题目是：有 64 个大木箱，如果在每个木箱中放入两倍于前一箱的小麦，那么最后一个箱子应该有多少粒小麦？答案是：18 446 734 073 709 551 616 粒。卡莱尔只用了 30 秒钟就算出了准确答案。

为什么会出现白痴学者呢？科学家在对白痴学者的脑部进行扫描后发现，他们的右脑皮层比常人厚，这部分区域正是视觉空间、计算能力的"中央处理器"；而主管社会认知能力的左脑皮层比常人要薄。

有些心理学家认为，人体有一种缺陷补偿功能。盲人无法看到五彩缤纷的大千世界，他们的听觉往往变得十分灵敏，以便帮助他们察觉前进道路上的障碍。白痴学者也是这样，他们存在广泛的智力缺陷，就以增进某一方面的功能作为补偿。

另有一些学者觉得，大多数白痴学者在性格上比较孤僻，与正常人相比，他们的注意力不容易分散，因而能全神贯注地把精力放在自己感兴趣的问题上。他们的大脑就像一台电子计算机、一只录音机或一架照相机……

　　尽管对白痴学者的产生原因已经有了这样或那样的解释，但这仍是一个未能真正解开的谜，还需要人们进一步研究和探索。